临床疾病护理要点

主编　孟 静　王惠　李孝芳 王敏 赵方方　商振圆

上海科学技术文献出版社

图书在版编目（CIP）数据

临床疾病护理要点 / 孟静等主编 .
-- 上海 : 上海科学技术文献出版社， 2024. -- ISBN 978-7-5439-9121 -7

Ⅰ . R47

中国国家版本馆 CIP 数据核字第 2024EH8878 号

责任编辑： 王 珺

临床疾病护理要点
LINCHUANG JIBING HULI YAODIAN
孟 静 王 惠 李孝芳 王 敏 赵方方 商振圆 主 编
出版发行：上海科学技术文献出版社
地　　址：上海市长乐路746号
邮政编码：200040
经　　销：全国新华书店
印　　刷：北京兰星球彩色印刷有限公司
开　　本：787 * 1092　1/16
印　　张：17.25
字　　数：32万字
版　　次：2024年8月第1版　2024年8月第1次印刷
书　　号：ISBN 978 - 7 - 5439 - 9121 - 7
定　　价：148.00元
http: //www.sstlp.com

《临床疾病护理要点》

编委会

主　编

孟　静　枣庄市立医院

王　惠　枣庄市立医院

李孝芳　滕州市中心人民医院

王　敏　枣庄市妇幼保健院

赵方方　枣庄市立医院

商振圆　枣庄市立医院

副主编

王　瑞　枣庄市中医医院

王洪燕　枣庄市中医医院

陈　青　枣庄市立医院

戚雯雯　枣庄市立医院

朱文晴　枣庄市妇幼保健院

张　梅　滕州市第一人民医院

前　言

在当今医疗技术日新月异的时代，临床护理工作作为医疗卫生事业的重要组成部分，其重要性日益凸显。为了紧跟时代步伐，满足广大医护工作者对新知识、新技术的迫切需求，我们精心编纂了《临床疾病护理要点》一书。

本书内容全面而深入，涵盖了临床各科常见疾病，通过系统整理与科学划分，为读者呈现了一个清晰、完整的疾病护理框架。我们深知，在医疗护理实践中，准确识别疾病、及时采取有效护理措施是关乎患者康复的关键。因此，本书不仅详细阐述了各科疾病的基本概念、临床表现及特异性的辅助检查方法，还重点介绍了相应的护理措施，旨在帮助医护人员快速掌握疾病护理的核心要点。

在编纂过程中，我们特别注重吸收近年来医疗护理领域的新业务、新技术、新方法，力求使本书内容科学新颖，紧跟时代潮流。同时，我们也深知基础护理操作的重要性，因此，在书中对基础护理操作及临床各科一般护理常规进行了详细论述，以期为读者打下坚实的护理基础。

本书的内容涉及广泛，从基础护理到内科、外科、妇产科、口腔科、及急救护理等多个领域，均有所涵盖。我们力求做到重点突出，临床实用，便于读者快速掌握并应用于实际工作中。我们相信，《临床疾病护理要点》一书将成为广大医护工作者提升护理技能、更新护理知识的重要参考。我们衷心希望，本书的出版能够为推动我国医疗护理事业的发展贡献一份力量，也为广大患者的康复带来福音。

目　　录

第一章　呼吸道护理技术

呼吸道是气体进出肺脏的通道，肺是进行气体交换的场所，人的机体在新陈代谢过程中，不断地消耗氧气，又不断地产生二氧化碳。因此，需要不断地从外界空气中摄入氧气，并将二氧化碳排出体外，形成一系列气体交换的过程。肺脏是全部心排出量注入体循环的必经之路，各脏器的血流及分布都受它的影响。因此，呼吸道及肺脏在人体中占有特殊的位置。所以，呼吸道护理技术具有重要的临床意义。

第一节　肺部并发症产生的基础

肺部并发症比泌尿道、胃肠道多，是与呼吸道的解剖、组织结构及生理功能特点有关。

一、解剖基础

呼吸道解剖部位特点：

（1）呼吸道为一由上至下的管道，当人体吸气时，气体进入肺脏是由上至下；当人体呼气时，排出气体是由下至上的。即使人体平卧时呼吸道仍与体轴构成 15 度角，因此外物易吸入而不易排出。

（2）呼吸道上颌有窦腔，下颌有胃肠。上呼吸道有鼻腔、鼻咽腔和许多鼻旁窦，当这些窦腔感染时，其脓性分泌物易向下引流入下呼吸道；当人体熟睡时，声门开放，尤易发生上述情况。

（3）呼吸道路长道窄又迂曲。从气管到肺泡的呼吸道共有23级分支，这样就增加了排除分泌物的难度，且上下/前后、左右的幅度较大，没有哪一个位置能使各部支气管都能引流通畅。

二、组织结构基础

呼吸道组织结构特点；

（1）气管及支气管的黏膜有很多腺体，受刺激后分泌过多而不能有效排出时，便会阻塞气道。若胸部术后（尤其是食道手术后）患者易发生迷走神经兴奋，功能亢进，使气管及支气管黏膜腺体分泌物过多，患者咳出大量的泡沫痰，可称之为“支气管泻肚”，对患者干扰颇大。

（2）小支气管壁上的平滑肌发达形如窗格，当受刺激产生痉挛时，可将分泌物及感染物关闭在其远端，导致感染，甚至窒息。

（3）肺泡的横断面积大约70m^2，一旦发生支气管肺炎，毒素吸收面积大，易发生中毒性休克。

（4）肺泡壁薄，利于气体交换和吸收。血流通过毛细血管1/4的路程，气体交换已完成，故肺储备功能大。但小儿肺内弹力组织发育较差，顺应性低下，易发生肺不张。

三、生理基础

生理功能特点：

（1）肺主呼吸：成年人24h内共可呼吸气体10000～12000升。若是空气有污染则不知要吸入多少灰尘、化学物质和细菌。故从某种意义上说；肺是个“吸尘器”。

（2）肺循环功能：①储血功能。肺内正常含血量约500～600ml之间，供右心室充盈之用。风湿性心脏病二尖瓣狭窄的患者，肺内血量大增，有人把肺也称为“储血库”。②过滤功能。体循环的血量全部通过毛细血管网。因此在某种意义上肺循环是体循环的“过滤器”，进入大循环静脉内的大小异物、组织片或脂肪滴均可在肺循环中形成栓塞。

（3）呼吸道自然防御机能：①过滤与黏附作用。一般粉尘直径在10μm以上者几乎完全在鼻腔中去掉，剩下的黏附至鼻咽部及喉头。②温化与湿化作用。这是鼻最重要作用，鼻腔除有丰富的黏膜外，每侧还有3个鼻甲增加了鼻腔黏膜的面积，使流经其间的空气冷者温化、热者降温，好似“空气调节器”并使相对湿度升高。③关闭与咳嗽作用。喉部有会厌、假声带、声带三道防线关闭喉头，使异物不至于直接进入下呼吸道。呼吸道受交感神经和副交感神经所支配，而副交感神经纤维较敏感，一旦刺激喉头或气管分叉，就会引起咳嗽反射。但患者在昏迷状态、酸中毒、胸腹部疼痛、麻醉剂及镇静使用等情况下，关闭及咳嗽作用受到抑制。

张口呼吸的患者，鼻的过滤、黏附、温化机能会部分或大部地丧失；而在气管内插管及气管切开的患者几乎是全部消失。总之，呼吸道的自然防御机能受到抑制、破坏或消失时，肺部并发症就应势而来。

第二节　氧气吸入法

氧气吸入法是通过给患者吸入高于空气中氧浓度的氧气，来提高患者肺泡内的氧分压，达到改善组织缺氧为目的的一种治疗方法。

一、缺氧的临床表现

（一）轻度缺氧

无明显的呼吸困难，仅有轻度发绀，神志清楚。血气为动脉血氧分压（PaO_2）6.6～9.3kPa，二氧化碳分压（PaO_2）大于6.6kPa。

（二）中度缺氧

发绀明显，呼吸困难，神志正常或烦躁不安。（PaO_2）4.6～6.6kPa，PaO_2大于9.3kPa。

（三）重度缺氧

显著发绀，三凹征明显（胸骨上、锁骨上和肋间隙凹陷），患者失去正常活动能力，呈昏迷或半昏迷状态。PaO_2在4.6kPa以下。PaO_2大于11.9kPa以上。

二、氧气吸入的适用范围

血气分析检查是用氧的指标，当患者PaO_2低于6.6kPa时（正常值10.6～13.3kPa，6.6kPa为最低限值），则应给予吸氧。

1.呼吸系统疾患而影响肺活量者，如哮喘、支气管、肺气肿、肺不张等。

2.心功能不全，使肺部充血而致呼吸困难者，如心力衰竭时出现的呼吸困难。

3.各种中毒引起的呼吸困难，使氧不能由毛细血管渗入组织而产生缺氧，如巴比妥类药物中毒、一氧化碳中毒等。

4.昏迷患者如脑血管意外或颅脑损伤患者。

5.某些外科手术后患者，大出血休克患者，分娩产程过长胎心音异常等。

三、氧气筒和氧化表的装置

（一）氧气筒为柱形无缝筒

筒内可耐高温达 15.5Mpa，容纳氧约 6000L。

总开关：在筒的顶部，可控制氧气的放出。使用时，将总开关向逆时针方向旋转 1/4 周，即可放出足够的氧气，不用时可顺时针方向将总开关旋紧。

气门：在氧气筒颈部的侧面，有一气门与氧气表相连，是氧气自筒中输出的途径。

（二）氧气压力表由以下几部分组成。

1.压力表从表上的指针能测知筒内氧气的压力，以 Mpa 表示。如指针指在 120 刻度处，表示筒内压力为 12.2Mpa。压力越大，则说明氧气贮存量越多。

2.减压器是一种弹簧自动减压装置，将来自氧气气筒内的压力减低至 0.2～0.3Mpa，使流量平衡，保证安全，便于使用。

3.流量表用于测量每分钟氧气流出量，流量表内装有浮标，当氧气通过流量表时，即将浮标吹，从浮标上端平面所指刻度，可能测知每分钟氧气的流出量。

4.湿化瓶用于湿润氧气，以免呼吸道黏膜被干燥所刺激。瓶内装入 1 / 3 或 1 / 2 的冷开水，通气管浸入水中，出气管和鼻导管相连。

5.安全阀由于氧气表的种类不同，安全阀有的在湿化瓶上端，有的在流量表的下端。当氧气流量过大、压力过高时，内部活塞即自行上推，使过多的氧气由四周小孔流出，以保证安全。

四、装表法

将氧气表装在氧气筒上，以备急用。

1.将氧气筒置于架上。用扳手将总开关打开，使少量氧气从气门冲出，随即关好总开关，以达到清洁该处的目的，避免灰尘吹入氧气表内。

2. 将表的旋紧螺帽与氧气筒的螺丝接头衔接，用手初步旋紧，然后将表稍向后倾，再用扳手旋紧，使氧气表直立，检查有无漏气。

3. 旋开总开关，再开流量调节阀，检查氧气流出量是否通畅，以及全套装置是否适用。最后关上流量调节阀。推至病室待用。

五、供氧方法

（一）鼻导管法

1. 单侧鼻导管法将一细导管插入一侧鼻孔，达鼻咽部。此法节省氧气，但可刺激鼻腔黏膜，长时间应用，患者感觉不适。

（1）用物氧气装置 1 套，弯盘内盛纱布 1 块，鼻导管 1～2 根，胶布，棉签，小药杯内装少许冷开水，记录本，笔。

（2）操作方法

①将氧气筒推至床旁，使流量表开关向着便于操作的方向。

②向患者解释，以便取得合作。用湿棉签清洁选择鼻腔，取鼻导管适量长度（鼻尖至耳垂的 2 / 3），将鼻导管沾水，自鼻孔轻轻插至鼻咽部，胶布固定于鼻翼或鼻背及面颊部，打开小开关，先调节氧流量，后连接鼻导管，观察吸氧情况并记录吸氧时间。

③停用氧气时，先分离鼻导管和玻璃接头，后关流量表小开关，取下鼻导管置于弯盘内，清洁面部并去除胶布痕迹，关闭总开关，重开小开关，放余氧关小开关，记录停氧时间。

2. 双侧导管法擦净患者鼻腔，将特制双侧鼻导管连接橡胶管，调节氧流量，同上法将双侧鼻导管插入双鼻孔内，深约 1cm，用松紧带固定。适用于长期用氧的患者。

（二）鼻塞法

用塑料或有机玻璃制成带有管腔的球状物，塞于鼻孔，代替鼻导管用氧的方法。鼻塞大小以恰能塞鼻孔为宜。此法可避免鼻导管对鼻黏膜的刺激，患者较为舒适.

（三）面罩法

将面罩置患者口部，用松紧带固定，再将氧气接于氧气进孔上，调节流量。氧流量需 6～8L / 分。

（四）氧气枕法

在抢救危重患者时，由于氧气筒准备不及或转移患者途中，可用氧气枕代氧气装置。氧气枕为一长方形橡胶枕，枕的一角有橡胶管，上有调节器以调节流量。使用前先将枕内灌满氧气，接上湿化瓶、导管或漏斗，调节流量即可给氧。

（五）氧气账法

一般应用于儿科抢救时，无氧气帐时，可用塑料薄膜制成帐篷，其大小约为病床的一半，氧气经过湿化瓶，由橡皮管通入账内。氧流量需 10～12L/分，吸入的氧浓度才能达到 60%～70%左右。每次打开帐幕后，应将氧流速加大至 12～14L / 分，持续 3min，以恢复账内原来氧浓度。

（六）氧气管道化装置

医院的氧气供应可集中由供应站供给，设管道通至各病区、门诊和急诊室。供应站有总开关进行管理。各用氧单位配有氧气表。当停用时，先拔出鼻导管，再旋紧氧气开关。

六、氧气成分、浓度及氧浓度和氧流量的换算法

（一）氧气成分

根据条件和患者的需要，一般常用99%氧气或5%二氧化碳和纯氧混合的气体。

（二）氧气吸入浓度

氧气在空气中占20.93%，二氧化碳0.03%，其余79.04%为氮气，氢气和微量的惰性气体。掌握吸氧浓度对纠正缺氧起着重要的作用，低于25%的氧浓度则和空气中氧含量相似，无治疗价值；高于70%的浓度，持续时间超过1～2天，则发生氧中毒。对缺氧和二氧化碳滞留并存者，应以低流量、低浓度持续给氧为宜。慢性缺氧患者长期二氧化碳分压高，其呼吸主要靠缺氧刺激颈动脉体和主动脉弓化学感受器，沿神经上传至呼吸中枢，反射性地引起呼吸。若高浓度给氧，则缺氧反射性刺激呼吸的作用消失，导致呼吸抑制，二氧化碳滞留更严重，可发生二氧化碳麻醉，甚至呼吸停止。故掌握吸氧浓度至关重要。

（三）氧浓度和氧流量的换算法，可用以下公式计算：

吸氧浓度%＝21＋4×氧流量（L / 分）

氧流量和氧浓度关系可参阅表1-1（根据上述公式推算）。

表1-1 氧流量与氧浓度对照表

氧流量L/min	1	2	3	4	5	6	7	8	9
氧浓度%	25	29	33	37	41	45	49	53	57

七、氧气筒内的氧气可供应时数

计算公式为：

氧气可供应的时数=氧气筒内氧气量（升）－氧气筒容积（升）/每分钟用量（升）×60分钟

例如已知氧气筒容积为40L，压力表所指压力为9.5Mpa，应保留压力为0.5Mpa，设患者每分钟用氧量为3L，试问筒内氧气可供应多少时间？

八、氧疗的副作用

（一）氧中毒长时间吸高浓度氧可产生氧的毒性作用，影响到肺、中枢神经系统、红细胞生成系统、内分泌系统及视网膜，其中最重要的是氧对呼吸器官的副作用。一般情况下连续吸纯氧6h后，即可出现恶心、烦躁不安、面色苍白、咳嗽、胸痛；吸氧24h后，肺活量可减少；吸纯氧1～4d后可发生进行呼吸困难。氧中毒的程度主要取决于吸入气的氧分压及吸入时间。

（二）吸收性肺不张呼吸空气时，肺内含有大量不被血液吸收的氮气，构成肺内气体的主要成分，当高浓度氧疗时，肺泡气中氮逐渐为氧所取代，PaO_2升高，PO_2增大，肺泡内的气体易被血液吸收而发生肺泡萎缩。这种现象，在通气少、血流多的肺局部表现得更为明显。故高浓度氧疗时可产生吸收性肺不张。

九、注意事项

1.严格遵守操作规程，注意用氧安全，切实做好“四防”，即防震、防火、防热、防油。氧气筒内的氧气是以15.15Mpa灌入的，筒内压力很高。因此，在搬运时避免倾倒撞击，防止爆炸。氧气助燃，氧气筒应放阴凉处，在筒的周围严禁烟火和易燃品，至少距明火5米，暖气1米。氧气表及螺旋口上勿涂油，也不可用带油的手拧螺旋，避免引起燃烧。

2.供氧应先调节流量，尔后连接鼻导管；停氧时，应先分离鼻导管接头，再关流量表小开关，以免一旦开关倒置，大量气体冲入呼吸道会损伤肺组织。

3.用氧过程中观察患者的脉搏、血压、精神状态、皮肤颜色、温度与呼吸方式等有无改善来衡量氧疗效果，还可测定动脉血气分析判断疗效，选择适当的用氧浓度。

4.氧气筒内氧气不可用尽，压力降至498kPa时，即不可再用，以防灰尘进入筒内，造成再次充气时发生爆炸的危险。

5.对未用和已用完的氧气筒应分别注明“空”或“满”的字样，便于及时储备，以应急需。

附：高压氧疗法

高压氧疗法是指在高于一个绝对大气压的密闭环境下，利用吸氧进行治疗的方法。具体做法是在特殊的加压舱内，将纯氧在2～3个大气压下供给患者。主要用于治疗一氧化碳中毒、休克、复苏、脑血管阻塞性疾病。

高压氧舱主要是通过增加血液中的物理溶解氧的含量和提高血氧分压，提高血氧向组织弥散的量，改善病变组织的氧供应，促进有氧代谢而使病变组织上和功能上的恢复。同时还利用高气压的物理作用发挥治疗作用。

第三节　雾化吸入法

一、氧气雾化吸入法

氧气雾化吸入法是利用高速氧气气流，使药液形成雾状，再由呼吸道吸入，达到治疗的目的。

（一）原理与结构

雾化吸入器为一特制玻璃器，其1、2、3、4、5五个管口，在球形器内注入药液，3管口接上氧气，气流自3管冲向4管口出来，不起喷作用，但用中指堵住4管口时，气流即被迫从1管口冲出，2管口附近空气密度突然降低，形成负压，球内药液经 4 管吸出，当上升到 2 管口时，又被来自 1 管口的急速气流吹散，形成雾状微粒从管口喷出。

（二）目的

1. 治疗呼吸道感染，消除炎症和水肿。

2. 解痉。

3. 稀化痰液，帮助祛痰。

（三）用物

雾化吸入器，氧气吸入装置 1 套（不用温化瓶）或压缩空气机 1 套。

（四）常用药物及其作用

1. 抗生素，如卡那霉素，庆大霉素等。

2. 解痉药物，如氨茶碱，舒喘灵等。

3. 稀化痰液帮助祛痰，如 α-糜蛋白酶、乙酰半胱氨酸（乙酰半胱氨酸）等。

4. 减轻水肿，如地塞米松等。

（五）操作方法

1. 按医嘱抽药液，用蒸馏水稀释或溶解药物在 5ml 以内，注入雾化器。

2. 能起床者，可在治疗室内进行。不能下床者，则将用物携至床边，核对，向患者解释，以取合作，初次作此治疗，应教给患者使用方法。

3. 嘱患者漱口以清洁口腔，取舒适体位，将喷雾器的“1”端连接在氧气筒的橡胶管上，取下湿化瓶，再调节氧流量达 6～10L/min，便可使用。

4. 患者手持雾化器，把喷气管“5”放入口中，紧闭口唇，吸气时以手指按住“2”出气口，同时深吸气，可使药液充分达至支气管和肺内，吸气后再屏气 1～2 秒，则效果更好，呼气时，手指移出气口，以防药液丢失。如患者感到疲劳，可放松手指，休息片刻再进行吸入，直到药液喷完为止，一般10～15分钟即可将5ml药液雾化完毕。

5.吸毕，取下雾化器，关闭氧气筒，清理用物，将雾化器放消毒液中浸泡30分钟，然后再清洁、擦干、物归原处，备用。

6.在氧气雾化吸入过程中，注意严禁接触烟火及易燃品。

二、超声波雾化吸入法

超声波雾化器是应用超声波声能，药液变成细微的气雾，现由呼吸道吸入，达到治疗目的，其特点是雾量大小可能调节，雾滴小而均匀（直径在5μm以下），药液随着深而慢的吸气被吸入终末支气管及肺泡。又因雾化器电子部分能产热，对雾化液有加温作用，使患者吸入温暖、舒适的气雾。

（一）超声波雾化器的结构

1.超声波发生器通电后输出高频电能。雾化器面板上操纵调节器有电源开关、雾化开关、雾量调节旋钮。

2.水槽盛蒸馏水。水槽下方有一晶体换能器，接发生器发出的频电能，将其转化为超声波声能。

3.雾化罐（杯）盛药液。雾化罐底部的半透明膜为透声膜。当声能透过此膜与罐内药液作用，产生雾滴喷出。

4.螺纹管和口含嘴（或面罩）。

（二）原理

当超声波发生器输出高频电能，使水槽底部晶体换能器发生超声波声能，声能震动了雾化罐底部的透声膜，作用于雾化罐内的液体，破坏了药液的表面张力和惯性，使药液成为微细的雾滴，通过导管随患者吸气而进入呼吸道。

（三）目的

1. 消炎、镇咳、祛痰。

2. 解除支气管痉挛，使气道通畅，改善通气功能。

3. 在胸部手术前后，预防呼吸道感染。

4. 配合人工呼吸作呼吸道湿化或间歇雾化吸入药物。

5. 应用抗癌药物治疗肺癌。

（四）用物

治疗车上置超声波雾化器 1 套，药液，冷蒸馏水，水温计。常用药物同氧气雾化吸入法。

（五）操作方法

1. 水槽内加冷蒸馏水 250ml，液面高度约 3cm 要浸没雾化罐底的透声膜。

2. 雾化罐内放入药液，稀释至 30～50ml，将罐盖旋紧，把雾化罐放入水槽内，将水槽盖盖紧。

3. 备齐用物携至床边，核对，向患者解释以取得合作。

4. 接通电源，先开电源开关，红色指示灯亮，预热 3 分钟，再开雾化开关，白色指示灯亮，此时药液呈雾状喷出。

5. 根据需要调节雾量（开关自左向右旋，分 3 档，大档雾量每分钟为 3ml，中档每分钟为 2ml，小档每分钟为 1ml），一般用中档。

6. 患者吸气时，将面罩覆于口鼻部，呼气时启开；或将“口含嘴”放入患者口中，嘱其紧闭口唇深吸气。

7. 在使用过程中，如发现水槽内水温超过 60℃，可调换冷蒸馏水，换水时要关闭机器。

8. 如发现雾化罐内液体过少，影响正常雾化时，应继续增加药量，但不必关机，只要从盖上小孔向内注入即可。一般每次使用时间为15～20min，治疗毕，先关雾化开关，再关电源开关，否则电子管易损坏。整理用物，倒掉水槽内的水，擦干水槽。

（六）注意事项

1. 使用前，先检查机器各部有无松动，脱落等异常情况。机器和雾化罐编号要一致。

2. 水槽底部的晶体换能器和雾化罐底部的透声膜薄而质脆，易破碎，应轻按，不能用力过猛。

3. 水槽和雾化罐切忌加温水或热水。

4. 特殊情况需连续使用，中间须间歇30分钟。

5. 每次使用完毕，将雾化罐和“口含嘴”浸泡于消毒溶液内60分钟。

第四节　气道护理

呼吸道及肺部并发症的预防、治疗有赖于医生、护士和患者三方面的密切合作。应以预防为主、防治结合为原则，在并发症发生之前，做到防中有治，发生后则应治中有防。

一、叩背咳嗽排痰

上呼吸道可因气管内积痰积血发生阻塞，以及反射性支气管痉挛，浓稠分泌物阻塞，产生肺炎、肺不张、肺水肿。因而术后卧床患者晨起护士必须给予叩背，鼓励患者主动咳嗽及排痰。

（一）呼吸及咳嗽训练

1. 呼吸训练在正常情况下，吸入气体与肺血流的分布是不均匀的，肺泡通气也不均匀。这种局部通气不均，使得肺上部与肺下部的肺泡大小不相等，肺上部者大，肺下部者较小，这种生理现象提示人们，经常作深呼吸动作的必要性。当呼吸道有炎症或肺部疾病时，必然加重这种分布的不均等。因此，加强对卧床或术后患者深而慢的呼吸动作训练，显然更为重要。其方法是患者仰卧位，膝下垫枕，使腹肌松弛以利呼吸。采用深而慢的动作呼吸，必要时可在胸或腹部加压训练。

2. 有效咳嗽训练

（1）暴发性咳嗽让患者先深吸气使声带关闭，随之胸腹肌骤然收缩，继而一声将气冲出的咳嗽方法。术后患者常可引起伤口剧痛。

（2）分段咳嗽让患者一连串的小声咳嗽，逐渐驱使支气管分泌物脱落咳出。这种方法效果虽然差一点，但患者痛苦少。

（3）发声性咳嗽当患者咳嗽有剧痛时，可示患者深吸气，张口并保持声门开放，尔后再咳嗽。

（二）辅助患者咳嗽

当患者咳嗽不得法或无力时，可采用下列辅助措施，但均不能代替有效咳嗽。

1. 叩背轻击背部，使肺内分泌物松脱。拍背时手固定成背隆掌控的杯状，以这种手形在需要引流的肺叶部位叩打。叩击不可在裸露的皮肤上进行，也不可使患者感到疼痛。肺部拍叩不可肋骨以下，脊柱或乳房上，因可致软组织损伤。患者能够学习自己拍打前胸，他人可帮其拍叩背部。

2. 震动胸壁当患者慢动作呼气时，护士用手震动胸壁 4～5 次 / 分，目的使该处下方呼吸道内分泌物松动。

3. 加压胸壁当患者在呼气期或咳嗽时，护士用双手加压胸壁，以加强咳嗽效果，使痰液排出体外。

二、吸痰

吸痰法适用于危重、年老、昏迷及麻醉后咳嗽无力、反射迟钝或会厌功能不全，而不能将痰液咳出者以及误吸呕吐物的患者，吸痰法是一项重要的急救护理技术。操作时动作应准确、轻柔、敏捷。

（一）电动吸引器吸痰法

1. 构造主要由马达、偏心轮、气体过滤器、压力表及安全瓶和储液瓶组成。安全瓶和储液瓶是两个容量为 1000ml 的容器有 2 根玻璃管，并有橡胶管相互连接。

2. 原理接通电源后，马达带动偏心轮，从吸气孔吸出瓶内的空气，并由排气孔排出，这样不断地循环转动，使瓶内产生负压，将痰吸出。

3. 用物电动吸引器 1 台，无菌治疗盘或盒内放有盖罐 2 只，各盛有无菌生理盐水及 12～14 号消毒吸痰管数根，气管插管备 6 号吸痰管，纱布，止血钳，无菌持物钳置于盛有消毒液瓶内，多头电插板，弯盘，必要时备压舌板，开口器，拉舌钳，床栏上系一盛有消毒液的玻璃瓶。地面置一水桶，以盛污吸痰管。

根据患者的清醒水平、合作程度及有无人工气道，选择恰当的吸引途径；经鼻吸痰、经口吸痰、经人工气道吸痰。

4. 操作方法

（1）检查吸引器各部连接是否完善，有无漏气。接通电源，打开开关，检查吸引器性能，调节负压。一般成人吸痰负压约 40～50kPa，小儿吸痰约 13～30kPa，将吸痰管置于水中，试验吸引力，并冲洗皮管。

（2）将患者头部转向护士，铺治疗巾于颌下。

（3）插入吸痰管，其顺序是由口腔前庭→颊部→咽部，将各部吸尽。如口腔吸痰有困难时，可由鼻腔插入（颅底骨折患者禁用），其顺序由鼻腔前庭→下鼻道→鼻后孔→咽部→气管（约 20～25cm），将分泌物逐段吸尽。若有气管插管或气管切开术，可由插管或套管内插入，将痰液吸出。昏迷患者可用压舌板或开口器先将口启开，再行吸引。

（4）气管内吸痰，待患者吸气时，快速将导管插入，自下而上边退边左右旋转导管，消除气道分泌物，并注意观察患者的呼吸。在吸引过程中，如患者咳嗽厉害，应稍等片刻后再行吸出。并随时冲洗吸引管，以免痰液堵塞。

（5）吸毕，关闭吸引器开关，弃吸痰导管于小桶内，吸引胶管玻璃接头插入床栏上盛有消毒液瓶内备用，将患者口腔周围擦净。观察吸出液的量、颜色及性质，必要时做好记录。

5. 注意事项

（1）吸引器所用电压与电源电压要相符，否则易损坏电动机和影响吸力。

（2）吸痰动作要轻、稳。一次吸痰时间不应超过 15s，吸引器连续使用时间不超过 3 分钟。

（3）治疗罐治疗巾每日更换消毒一次，吸痰管每次更换使用。

（4）储液瓶内的吸出液应及时倾倒，不应超过瓶的 2/3，以免痰液吸入马达，损坏机器。储液瓶洗净后，应盛少量的水，以防痰液黏附于瓶底，妨碍清洗。

（5）专人保管，定期检修与保养，保持其良好效能.

（二）注射器吸痰法

在无吸引器的情况下，可用 20ml 或 100ml 注射器，接头处连一橡皮导管，其尖端放入口腔、鼻腔或气管套管内，边抽动注射器活塞边使导管后退，吸出痰液或呕吐物。

（三）中心吸引装置吸痰法

该装置利用管道通路到达各病室单位，应用时装上吸痰导管，开动小开关，即可抽吸。

三、气管切开术后护理

（一）吸痰

气管切开后，吸痰是一项极为重要的护理，吸痰的次数视分泌物多少而定，原则上要保持呼吸道通畅。

1. 用物同“吸痰”用物。

2. 操作方法

（1）打开无菌盘或护理盒，治疗罐内倒无菌生理盐水。

（2）右手持止血钳夹取吸痰管尾端，左手持吸引器橡胶管上的玻璃接头，将吸痰管连于接头上。

（3）打开吸引器开关，将吸痰管插入生理盐水中试验是否通畅。

（4）左手将吸引器橡胶管反折阻断负压，右手持止血钳夹吸痰管插入气管内套管，深度以套管长度为准。若气管深部有分泌物，可视需要深插。达到所需深度后，放开反折的橡胶管进行吸引，轻轻旋转吸痰管，边吸边提，直至吸痰管退出气管套管。吸痰时间不超过 15 秒为宜。如果痰液未吸净，可间隔 2～3 分钟后再次吸痰。

（5）吸痰管退出后插入生理盐水罐中，开通吸引器，冲洗吸痰管及吸引器橡胶管，冲净后取下吸痰管放入小桶中。将吸引胶管的玻璃头插入盛有消毒液瓶内备用。

3.注意事项。

（1）吸痰应遵循无菌技术操作原则，每次均须更换无菌吸痰管。

（2）严格掌握吸痰时间，以免加重患者缺氧。

（3）插吸痰管过程中，不可吸痰，以免损伤气管黏膜。

（4）发现有血性分泌物，患者呼吸异常或呛咳等现象，应及时与医生联系，同时检查气管套管位置有无不当等情况。

（5）无菌盘或护理盒每 24 小时更换 1 次。

（6）如果痰液黏稠不易吸出，可将内套管取出（取内套管方法见下文“更换内套管法”），从外套管吸痰。

（二）更换或清洗内套管法

在气管切开期间，每日更换内套管 1 次，分泌物过多过于黏稠，则视需要取出内套管，按无菌方法处理后再放入外套管中。

1.用物同型号无菌内套管，换药包（内有治疗碗，弯盘，止血钳两把，棉球数个），无菌棉拭子或无菌斗刷，无菌生理盐水。

2.操作方法

（1）打开换药包，治疗碗倒入生理盐水。

（2）用止血钳打开外套管托上的小开关。

（3）用止血钳固定外套管托，另一手持止血钳夹住内套管，顺着套管曲度把内套管拔出，放入弯盘内。

（4）用止血钳夹盐水棉球（勿过湿）擦净外套管口的分泌物，然后将备用内套管放入外套管中，关好开关。

（5）无需更换内套管时，则按无菌操作取出内套管放入治疗碗中，用棉球或棉拭子或斗刷清洗内套管的外部和内腔，甩干后重新放入外套管内，关好开关。

（6）若无同型号内套管更换，可每天取出内套管煮沸消毒一次，但取出时间不得超过30分钟，以免外套管内存积痰痂，使内套管不易放入。

3.注意事项

（1）为避免患者吸入的空气干燥（因无鼻腔的湿化作用），可用单层或双层盐水浸湿的纱布覆盖管口，干后随时更换。

（2）取出或放入内套管时，一定要固定好外套管，以免外套管脱出或扭动损伤气管黏膜。

（3）一般不更换外套管。

（4）管口有分泌物喷出时要随时清除，以免患者将分泌物重新吸入管内。但一定要注意不用棉球纱布等探入管腔内擦拭，以免棉花纤维被患者吸入造成窒息。

（三）拔管

1.用物无菌软木塞（小端直径略小于内套管内径，应备有全圆、半圆和1／4圆三种），换药包，蝶形胶布。

2.操作方法

（1）视病情好转情况，遵医嘱用软木塞把内套管部分或全部堵塞，放入木塞前先清洁管口。堵塞后观察患者的呼吸状况，全部堵塞后患者呼吸正常，即可拔出套管。

（2）拔管动作要轻柔，套管拔出后伤口消毒，用蝶形胶布固定，覆盖纱布。

（3）每日观察伤口情况，必要时换药，直至愈合为止。

第二章 胃肠道护理技术

第一节 胃肠活动的观察及异常时的护理

胃是消化道中最膨大的部分，它具有容纳和初步消化食物的功能。进入胃的食物，通过胃蠕动与胃液充分混合并搅拌、粉碎形成食糜，并借胃的运动送到十二指肠。

肠有消化、吸收和排泄的功能。食物通过小肠后，消化和吸收过程已基本完成，余下的食物残渣进入大肠，在大肠被吸收水分，形成粪便，经肛门排出。如果胃肠功能发生障碍时，就可出现胃肠活动的异常表现，如恶心、呕吐、腹泻、便秘等。因此，通过对胃肠活动的观察，可了解消化道功能，从而协助疾病的诊断，加强治疗和护理。

一、恶心、呕吐的观察及护理

恶心是上腹部一种特殊的不适感觉，常伴有迷走神经兴奋症状，如四肢厥冷、皮肤苍白，血压降低、脉缓、头晕、唾液分泌等。

呕吐是指胃的内容物及部分小肠内容物不自主地经贲门、食道逆流出口腔的复杂的反射现象。

（一）呕吐的原因

1. 中枢性。由于某些药物或中枢性疾病直接作用于呕吐中枢，引起恶心、呕吐。如洋地黄制剂、吗啡和抗癌药物等；颅内疾患（血肿、感染、肿瘤）等造成脑水肿，使脑缺氧，影响呕吐中枢而发生呕吐。中枢性呕吐常无恶心等前驱症状而突然发生，呕吐后患者并不舒适，一般与进食及食物种类无关。

2. 反射性。由于强刺激传入延髓呕吐中枢或胃及肠管，使之扩张，反射性地引起呕吐，如心肌梗死、肝炎、幽门梗阻等。

3. 条件反射性。当看到、嗅到或想到某些厌恶的食物或气味时，引起胃肠逆蠕动，发生恶心、呕吐。

（二）呕吐物的观察

为协助诊断，护士应注意观察患者呕吐的次数及呕吐物的性质、量、色、味、记录并留取标本送检。

1. 性质。一般呕吐物含有消化液及食物，偶见寄生虫。

2. 正常成人胃可容纳 1～2L 食量，如呕吐量超过一般胃容量，应考虑有无幽门梗阻或其他异常情况。

3. 鲜红色是由于急性大出血，血液在胃内时间较短，尚未来得及与胃酸内容物发生反应；咖啡色是由于血液在胃内滞留时间较长；黄绿色提示胆汁反流，呕吐大量米泔水样者，应警惕霍乱，副霍乱等肠道传染病。

4. 味。一般呕吐物呈酸味。苦味多由于胆汁反流；腐败味多见于幽门梗阻。粪臭味见于肠梗阻。

此外，呕吐时的表现往往具有临床意义，如颅内压增高时呕吐呈喷射状，观察中不可忽视。

（三）呕吐患者的护理

1. 心理护理。对呕吐患者应给予热诚的关怀、同情、不嫌脏臭，减轻其紧张，烦躁及怕别人讨厌的心理压力，呕吐前有恶心的患者常有迷走神经兴奋的症状，表现为低血压、头晕、目眩、出冷汗及软弱无力，同时伴有紧张不安的情绪，护士应及时发现，安慰患者，解除其紧张心情。对精神性呕吐患者应消除一切不良因素刺激，必要时可用暗示方法解除患者不良的心理因素。

2. 体位。患者站立时发生呕吐必须立即搀扶坐下或躺下，病情轻者取坐位，重症、体力差或昏迷患者应侧卧，头偏向一侧，迅速取容器接取呕吐物。婴幼儿发生呕吐时，取卧位将头侧向一边，也可将其抱起坐于膝上，右手轻轻拍小儿背部，身体稍向前倾。恰当的体位是防止呕吐物呛入气管，引起窒息或吸入性肺炎的重要环节，胸腹部有伤口者，呕吐时应按压伤口，以减轻痛及避免伤口撕裂。

3. 保持呼吸道通畅。窒息死亡是呕吐最严重的并发症，因此保持呼吸道通畅至关重要。特别是对小儿、老年、神志不清、昏迷患者及呕吐大量鲜血者，必须备好急救物品。患者呕吐时护士应陪伴在旁，密切观察患者的面色、呛咳及呼吸道通畅情况。少量呕吐物呛入气管，轻拍患者背部可促使其咳出。量多时，应迅速用吸引器吸出，发生窒息者，必要时进行口对口人工呼吸或行气管切开术。

4. 清洁口腔。患者发生呕吐后，协助给予口鼻清洁。清醒患者给予温开水或生理盐水漱口；婴幼儿、昏迷患者应做好口腔护理，检查耳内、颈部有无流入呕吐物。必要时更换衣单，整理床铺，帮助患者取舒适卧位，将呕吐物的容器及污物拿出病室，使患者有一个安静、清新、舒适的环境。

5. 呕吐物处理患者发生呕吐时，应了解呕吐前的饮食、用药情况、不适症状以及呕吐的时间、方式，呕吐物的性质、量、色味以便判断其发病原因。根据需要保留呕吐物送验。呕吐物标本化验、测定后应消毒处置后方可倒入下水道。常用消毒药物为 0.1%新苯扎氯铵、2%过氧乙酸、3%碘附、加入呕吐物内，放置 2 小时后再倒入下水道。盛呕吐物的容器清洗后，应高压蒸汽消毒或煮沸

30分钟后，才能再用，痰盂等可放于3%漂白粉澄清液，或1%次氯酸钠溶液内浸泡2小时以上，取出备用。

6. 做好护理记录。详细而高质量的护理记录是疾病诊断的重要资料。记录的内容包括呕吐前患者的各种情况，呕吐时伴随的症状。呕吐物的性质、量、色、味及次数，采取的护理措施及效果，同时正确记录24小时出入液量，以利于在患者水和电解质丧失的情况下做出精确的估计，为治疗提出依据。

7. 呕吐不止者，需暂停进食。呕吐停止后，可给予热饮料，以补充水分。对长期、频繁及大量呕吐的患者，可根据医嘱给予补液。

二、排便的观察及护理

（一）粪便的观察

1. 量与次数。正常人每日排便1～2次，平均量为150～200g，粪便量的多少与食物种类、数量及消化器官功能状况有关，进食肉类蛋白质者较素食者量少。消化不良者因食物未完全消化吸收，粪中可见大量脂肪滴、淀粉粒或未完全消化的肌肉纤维，致食量和次数增加。

2. 性状。正常人粪便为成形软便。当消化不良或患急性肠炎时，因肠蠕动快，吸收水分少，排便次数可增多；便秘时因粪便滞留在肠内时间过久，水分被吸收，使粪便干结有时呈栗子样；直肠、肛门狭窄或部分肠梗阻时，粪便常呈扁条形或带状。

3. 颜色。正常粪便因含胆色素，呈黄褐色。由于摄入的食物和药物种类不同，颜色可发生不同的变化。食叶绿素丰富的蔬菜，粪便呈绿色；摄入血、肝类食物或服含铁剂的药物，粪便呈酱色，服用炭粉、铋剂等药物，粪便呈无光样黑色；服钡剂后呈灰白色。在病理情况下，如上消化道出血，粪便呈漆黑光亮的柏油样便；下消化道出血粪便呈暗红色；胆道完全阻塞时，因胆汁不能进入胆道，缺乏粪胆元，粪便呈陶土色；阿米巴痢疾或肠套叠时，可出现果酱样便；排便后有鲜血滴出者，多见于直肠息肉或痔疮出血者。

4. 气味。粪便的气味是由食物残渣与结肠中的细菌发酵而产生的，并和食物种类及肠道疾病有关。消化不良者，大便呈酸臭味；柏油样便呈腥臭味；直肠溃疡或肠癌者，大便呈腐臭味。

5. 黏液和脓。正常粪便含有极少量混匀的黏液，它有润滑肠道、保护肠黏膜的作用。大量的黏液则常见于肠道炎症，伴有血液者常见于痢疾、肠套叠等，脓血便则常见于痢疾、肛门周围脓疡及直肠癌等。

发现上述异常情况及粪便内有寄生虫时，应立即留取标本送验，并报告医生。

（二）异常排便的护理

1. 腹泻患者的护理任何因素引起肠蠕动增快，导致排便次数增多、粪便稀薄而不成形或呈水样，称为腹泻。当肠内有某种刺激因素存在时，为使有毒或刺激性物质排出体外，腹泻是一种保护性症状。但严重腹泻可造成大量胃肠液丧失而发生水、电解质及酸碱平衡的紊乱。因此，对腹泻患者应注意观察、记录粪便的性质、颜色及其次数，并报告医生，同时留取标本送检。

（1）卧床休息，减少肠蠕动，及时给予止泻剂。注意腹部保暖，耐心协助不能自理的患者及时使用便盆，鼓励和劝慰患者消除焦虑不安的情绪，使之达到身心休息的目的。

（2）鼓励饮水，给流质或无渣半流质饮食。腹泻严重者，应暂时禁食，给予口服补液盐，若出现脱水症状者，应按医嘱给予补液，以防水、电解质紊乱。

（3）频繁腹泻者，应注意保护肛周围皮肤，便后用软纸揩拭以减少机械刺激，用温水清洗，涂油膏于肛门周围，以保护局部皮肤。

（4）疑有传染性疾病，应做好床边隔离（按隔离患者护理）。

2. 大便失禁患者的护理。大便失禁是由于肛门括约肌失去控制能力，排便不受意志支配。

（1）理解患者心情，给予精神安慰。

（2）使用尿布垫或一次性尿布，一经污染立即更换，有条件时可使患者卧于有孔的病床上，以减少床褥污染。

（3）保持肛门周围皮肤清洁，发现有粪便污染，即用温水清洗，并涂油膏于肛门周围皮肤，谨防褥疮发生。

（4）了解患者排便规律，适时授予便盆。在可能情况下，与医生协商每日定时为患者用导泻剂或灌肠，以帮助建立排便反射。

3. 便秘患者的护理。便秘是由于粪便在肠道内停滞过久，水分被过量吸收而致粪便干燥、坚硬和排便不畅。

（1）帮助患者养成良好的排便习惯，不随意使用泻剂或灌肠等方法。

（2）建立合理食谱，调整饮食习惯，在饮食中增加纤维量，适当摄取粗粮，新鲜水果和蔬菜，多饮水。

（3）适量的全身运动以增加肠蠕动，鼓励患者参加力所能及的体力活动。如散步、做体操、打太极拳等。若病情许可，可指导患者加强腹部及骨盆底肌肉运动。

（4）稳定患者情绪，消除其紧张因素。如排便时遮挡患者，适当通风，保证患者有足够的排便时间。危重患者，病情平稳时，护士可暂时离去，以免留守床旁给患者带来窘迫感等。

（5）排便时取合适的体位和姿势有利于发挥重力作用，以增加腹内压力。如在床上用便盆时，可视情况将床头抬高成高斜坡卧位，有助于排便。厕所应装置扶手，便于扶撑。

（6）对于发生便秘者，可用针刺疗法，腹部作环行按摩，也可采用简易通便、灌肠或服泻药等方法。

第二节　胃插管术

胃插管术是将胃导管经鼻腔或口腔插入胃内的一项诊疗技术。用于管饲食物或给药、各种目的的洗胃、抽取胃液检查、胃肠减压以及三腔管的使用等。

一、插胃管的长度及禁忌

胃管全长 120cm，上面标明 4 个刻度：第一刻度 45cm，表示胃管达贲门；第二刻度 55cm，表示胃管进胃体；第三刻度 65cm，表示胃管进入幽门；第四刻度 75cm，表示胃管进入十二指肠。胃管插入胃内的长度，相当于从发际到剑突的距离或从鼻尖至耳垂再到剑突的距离，约 50～55cm。

胃管从鼻前孔插入胃腔，除鼻前庭为皮肤覆盖外，通过的管道内壁均为黏膜，其组织脆弱，易损伤出血。因此，插管要细心，动作轻柔而准确，以免损伤管道黏膜。

凡有鼻部疾患如鼻前庭炎、鼻中隔偏曲、鼻甲肥大、鼻息肉等应选健侧鼻孔插管；有食道憩室，食道癌，昏迷患者应慎用；有食道梗阻、食道及胃底静脉曲张的患者禁忌插胃管。

二、鉴别导管在胃内的方法

1. 将胃管插入一定浓度后，可用无菌注射器接于导管末端回抽，看是否可抽出胃液。

2. 将导管末端放入盛有凉开水或生理盐水的碗中，看有无气泡溢出。

3. 用无菌注射器注入 10～20ml 空气于胃管内，将听诊器放在患者上腹部，听有无气过水声。

三、胃插管术的应用

（一）鼻饲法

将胃管经鼻腔插入胃内，经胃管灌注流质食物、药物及水分的方法。

1. 适应症适用于昏迷、口腔手术后的患者；对牙关紧闭、拒食、行冬眠治疗、早产儿和病情危重的婴幼儿以及其他手术不能由口腔进食的患者均可采用鼻饲法。

2. 禁忌证上消化道出血、食道静脉曲张或梗阻，以及鼻腔、食道手术后的患者禁用鼻饲法。

3. 用物治疗盘内备鼻饲包（内有弯盘 1 个，20ml 注射器 1 副，胃管 16～18 号 1 条，治疗巾 1 块，镊子 1 把，压舌板 1 块，纱布 2 块，止血钳 1 把，润滑油），弯盘 1 个，棉签，胶布，夹子，听诊器，温开水，流质饮食（38～40℃）200ml。

4. 操作方法

（1）备齐用物携至患者床边，对清醒者说明治疗目的，以取得配合。

（2）患者取坐位或卧位，颌下铺治疗巾，酌情取假牙，选择通气侧鼻腔。

（3）清洁鼻腔，润滑胃管。左手用纱布裹着胃管，右手持止血钳夹住导管前端测量长度（发际至剑突），沿一侧鼻孔轻插入。当导管插入 14～16cm 处（咽喉部），嘱患者做吞咽动作，使环咽肌开放，导管可顺利通过食管口。若患者出现恶心，应暂停片刻，嘱患者作深呼吸或吞咽动作，随后迅速将管插入，以减轻不适。若插入不畅时应检查胃管是否盘在口中。插管过程中如发现呛咳、呼吸困难、发绀等情况，表示误入气管应立即拔出，休息片刻后重新插入。

（4）昏迷患者，因吞咽和咳嗽反射消失，不能合作，为提高插管的成功率，在插管前应将患者头后仰，当插入 14～16cm（会厌部）时，以左手将患者头部托起向前屈，使下颌靠近胸骨柄，以增大咽喉部通道的弧度，胃管可顺利通过食管口。

（5）胃管插入 50cm 左右时，将末端接注射器，可抽出胃液，证实胃管在胃内，用胶布固定于鼻翼及面颊部，注入少量温开水后，再缓慢注入流质或药物。每次鼻饲量不超过 300ml，间隔时间不少于 2 小时，注完饮食后，再注入适量温开水冲洗胃管，避免食物存积管腔中变质，造成胃肠炎或堵塞管腔。

（6）将胃管末端反折，用纱布包好夹紧，固定于患者枕旁。鼻饲用物每餐清洗，每日消毒一次。需要时每餐记录饮食量。

（7）患者停止鼻饲或长期鼻饲需要换胃管时，应拔出胃管。将弯盘置于患者颌下，胃管末端用夹子夹紧，（避免拔管时，由于大气压强的正压和胃液本身重力向下的作用，使液体流入呼吸道）放入弯盘内，轻轻揭去固定的胶布，用纱布包裹近鼻孔处的胃管，边拔边将胃管盘绕在纱布中。全部拔出后，将胃管放入弯盘内，清洁患者口鼻面部，必要时用汽油或松节油擦拭胶布痕迹，协助患者取舒适卧位。

5. 注意事项

（1）胃管必须完好通畅。插管时，动作轻稳，当胃管通过食道的三个狭窄处）环状软骨水平处、平气管分叉处、食管通过膈肌处），尤应轻、慢、以免损伤食道黏膜。

（2）必须证实胃管在胃内，方可灌注食物。

（3）通过鼻饲管给药时，应将药片研碎，溶解后再灌入。

（4）长期鼻饲者，应每日进行口腔护理，每周更换胃管，晚上拔出胃管，翌晨再由另一侧鼻孔插入。

（二）洗胃法

1. 目的

（1）清除毒物清除胃内毒物或刺激物，避免毒物吸收。

（2）减轻痛苦，幽门梗阻患者，饭后常有滞留现象，引起上腹胀闷、恶心呕吐等不适，通过胃灌洗，将胃内潴留食物洗出，以减轻胃黏膜水肿。

（3）为手术或检查做准备如行胃切除、胃肠吻合等手术前，洗胃可减少术中并发症，便于手术操作。

2. 方法

（1）口服催吐法适用于清醒又能合作的患者。

用物：治疗盘内备量杯（按需要备 10000～20000 洗胃溶液，温度为 25～38℃），压舌板，橡胶围裙，盛水桶，水温计。

操作方法：①备齐用物携至患者床边，向其解释目的，以取得合作。②患者取坐位或半坐卧位，戴好橡胶围裙，盛水桶置患者坐位前。③嘱患者在短时间内自饮大量灌洗液，即可引起呕吐，不易吐出时，可用压舌板压其舌根部引起呕吐。如此反复进行，直至吐出的灌洗液澄清无味为止。④协助患者漱口、擦脸、必要时更换衣服，卧床休息。⑤整理病床单位，清理用物。⑥记录灌洗液名称及液量，呕吐物的量、颜色、气味，患者主诉，必要时送验标本。

（2）漏斗胃管洗胃法利用虹吸原理，将洗胃溶液灌入胃内后，再吸引出来的方法。

用物：治疗盘内备洗胃包（漏斗洗胃管，止血钳，纱布 2 块，弯盘），橡胶围裙，润滑油，棉签，弯盘，水罐内盛洗胃液，量杯，盛水桶，必要时备压舌板，开口器等，灌洗溶液及量按需要准备。

操作方法：①备齐用物携至患者床边，向其解释，以取得合作。②患者取坐位或半坐卧位，中毒较重者取左侧卧位，床尾和患者臀部各垫高 10cm。如有活动假牙应先取出，盛水桶放头部床下，置弯盘于患者口角处。③用润滑油润滑胃管前端，左手用纱布裹着胃管，右手用纱布捏着胃管前端 5～6cm 处测量长度后，自口腔缓缓插入（方法同鼻饲法（3））。④证实在胃内后，即可洗胃。将漏斗放置低于胃部的位置，挤压橡胶球，抽尽胃内容物，必要时留取标本送验。⑤举漏斗高过头部约 30～50cm，将洗胃液缓慢倒入 300～400ml 于漏斗内，每次灌洗量不超过 500ml，当漏斗内尚余少量溶液时，迅速将漏斗降至低于胃的位置，倒置于盛水桶内，利用虹吸作用引出胃内灌洗液。若引流不畅时，可将胃管中段的皮球挤压吸引（先将皮球末端胃管反折，然后捏皮球，现放开胃管）。胃液流完后，再举漏斗注入溶液，反复灌洗，直至洗出液澄清为止。⑥洗胃完毕，反折胃管末端，用纱布包裹拔出。整理病床单元，患者取舒适卧位，清理用物。

（3）注洗器洗胃法是用胃管经鼻腔插入胃内，用注洗器冲洗的方法。适用于幽门梗阻、休克、胃扩张的患者以及小儿、胃手术前的洗胃。

用物：治疗盘内备治疗碗，胃管（婴幼儿用硅胶管），50ml 注洗器，纱布，止血钳，弯盘，润滑油，棉签，水罐内盛洗胃液，盛水桶，必要时备压舌板，开口器，牙垫等。

操作方法：①备齐用物携至患者床边，向其说明解释，消除顾虑，以取得合作。②患者取坐位、半坐卧位或仰卧位，戴好橡胶围裙，如有活动假牙应取出，盛水桶放头部床下，置弯盘于患者口角处。③用润滑油润滑胃管前端后，自鼻腔或口腔插入[方法同鼻饲法（3）]。④证实胃管在胃内后，用注洗器抽尽胃内容物（必要时留取标本），再注入洗胃液约200ml，抽出弃去，如此反复冲洗，直至洗净为止。⑤冲洗完毕后，拔管（方法同漏斗胃管洗胃法⑥）。

（4）电动吸引洗胃法利用负压吸引原理，用电动吸引器连接洗胃管进行洗胃。在抢救急性中毒时，能迅速而有效地清除胃内毒物。压力不宜过大，应保持在13.3kPa左右，以免损伤胃黏膜。

用物：电动吸引器装置（电动吸引器，输液瓶1套，丫形三通管，贮液瓶），治疗盘内备洗胃管，灌洗液（按需要准备），止血钳，液状石蜡，棉签，弯盘，纱布，治疗巾，橡胶围裙，胶布，输液架，必要时备压舌板、开口器。

灌洗管的安装法：①输液瓶连接橡胶管，下接三通管的一端。②洗胃管和三通管的一端相连。③三通管的另一端和吸引器的橡胶管相连。④吸引器上连接可容5000ml以上的贮液瓶。⑤接上电源，检查吸引器的功能。

操作方法：①备齐用物携至患者床边，向其说明解释，以取得合作。②同漏斗胃管洗胃法②。③将灌洗液倒入输液瓶内，然后挂于输液架上，用止血钳夹住输液瓶上的橡胶管。④插胃管。⑤证实胃管在胃内后，用胶布固定，开动吸引器，将胃内容物吸出，当毒物不明时，应将吸出物送检。⑥吸尽胃内容物后，将吸引器关闭，夹住引流管，开放输液管，使溶液流入胃内约300～500ml，夹住输液管，开放引流管，开动吸引器，吸出灌入的液体。如此反复灌洗，直到吸出的液体澄清无味为止。⑦洗胃完毕，反折胃管末端拔出，整理床单位，清理用物。

（5）自动洗胃机洗胃法

结构原理：利用电磁泵作为动力源，通过自控电路的控制，使电磁阀自动转换动作，先向胃内注入冲洗药液，随后从胃内吸出内容物的洗胃过程。用自动洗胃机洗胃能迅速、彻底地清除胃内毒物。

装置：自动洗胃机台面上装有电子钟，调节药量的开关（顺时针为开，冲洗时压力在 39.2～58.8kPa，流量约 2.3L / 分），停机，手吸，手冲键，自动清洗键等。洗胃机侧面装有药管、胃管、污管口等，机内备滤清器（防止食物残渣堵塞管道），背面装有电源插头。

用物：自动洗胃机，治疗盘内放洗胃管（用无菌包面包裹），胃管（28 号）头端侧面开有 3 个凹陷的长孔，防止胃管被堵塞和由管内的负压对胃壁黏膜的损伤。塑料桶 2 只（一盛灌洗液，一盛污水），其他作物同电动吸引洗胃法（电动吸引器装置全套除外）。

操作方法：①备齐用物携至患者床边，向其解释，以取得合作。接上电源，插入胃管。②将配好的胃灌洗液放入塑料桶内。将三根橡胶管分别与机器上的药管、胃管和污水管口连接。将药管的另一端放入灌洗液桶内（管口必须在液面以下），污水管的另一端放入空塑料桶内；胃管的一端和患者洗胃管相连接。调节药液流速。③接通电源后按“手吸”键，吸出胃内容物，再按“自动”键，开始对胃进行自动冲洗。冲时“冲”红灯亮，吸时“吸”红灯亮。待冲洗干净后，按“停机”键，机器停止工作。洗胃过程中，如发现有食物堵塞管道，水流减慢、不流或发生故障，即可交替按“手冲”和“手吸”两键，重复冲吸数次直到管路通畅后，再将胃内存留液体吸出，按“自动”键，自动洗胃即继续进行。④洗毕，拔出胃管，帮助患者清洁口腔及面部，取舒适体位，整理用物。

机器处理：将药管、胃管、污水管同时放入清水中，手按“清洗”键，机器自动清洗各部管腔，待清洗完毕，将胃管、药管和污水管同时提出水面，机器内的水完全排净后，按“停机”键，关机。

3. 注意事项

（1）急性中毒者，应先迅速采用口服催吐法，必要时进行洗胃，以减少毒物被吸收。

（2）当不明所服毒物时，可选用温开水或等渗盐水洗胃，待毒物性质明确后，再采用对抗剂洗胃。

（3）在洗胃过程中，患者出现腹痛，流出血性灌洗液或出现休克症状时，应停止灌洗，并通知医生进行处理。

（4）若服强酸或强碱等腐蚀性药物，则禁忌洗胃，以免导致胃穿孔。可按医嘱给予药物或物理性对抗剂，如喝牛奶、豆浆、蛋清（用生鸡蛋清调水至200ml）、米汤等，以保护胃黏膜。

（5）为幽门梗阻患者洗胃，应记录胃内潴留量，以了解梗阻情况，为静脉补液提供参考。如灌洗量为2000ml，洗出量为2500ml表示胃潴留500ml，宜在饭后4～6h或空腹进行。

（6）食管、贲门狭窄或梗阻，主动脉肿瘤，最近曾有上消化道出血，食道静脉曲张，胃癌等患者均禁忌洗胃，昏迷患者洗胃宜谨慎。

各种药物中毒的灌洗溶液（解毒剂）和禁忌药物见表2-1

表 2-1　各种药物中毒的灌洗溶液（解毒剂）和禁忌药物

药物	服用或灌洗溶液	禁忌药物
酸性物	镁乳、蛋清水、牛奶	强酸药物
碱性物	5%醋酸、白醋、蛋清水、牛奶	强碱药物
氰化物	饮 3%过氧化氢后引吐 1：15000 至 1：20000 高锰酸钾洗胃	
敌敌畏	2%至 4%碳酸氢钠，1%盐水，1：15000 至 1：20000 高锰酸钾洗胃	
1605、1059 乐果 4049	2%～4%碳酸氢钠洗胃	高锰酸钾洗胃
敌百虫	1%盐水或清水洗胃；1：15000～1：20000 高锰酸钾洗胃	碱性泻药
DDT、666	温开水或等渗盐水洗胃，50%硫酸镁导泻	油性泻药
酚类、来苏尔（煤酚皂）石炭酸	用温水、植物油洗胃至无酚味为止，洗胃后多次服用牛奶，蛋清水保护胃黏膜。1：15000～1：20000 高锰酸钾洗胃	
巴比妥类（安眠药）	1：15000～1：20000 高锰酸钾洗胃、硫酸钠导泻	
异烟肼（异烟肼）	同上	
灭鼠药（磷化锌）	1：15000～1：20000 高锰酸钾洗胃，0.1%硫酸铜洗胃，0.5%～1%硫酸铜溶液每次 10ml，每 5～10 分钟服一次，配合用压舌板等刺激舌根引吐	鸡蛋、牛奶、脂肪及其他油类食物。

注：

1. 蛋清水可黏附于黏膜或创面上，从而起保护性作用，并可使患者减轻疼痛，感觉舒适。

2. 氧化剂能将化学性毒品氧化，改变其性能，从而减轻或去除其毒性。

3. 1605、1059、乐果 4049 等禁用高锰酸钾洗胃，否则可氧化成毒性更强的物质。

4.敌百虫遇碱性药物可分解出毒性更强的敌敌畏，其分解过程可随碱性的增强和温度的升高而加速。

5.巴比妥类药物采用硫酸钠导泻是利用其在肠道内形成的高渗透压，而阻止肠道水分和残存的巴比妥类药物的吸收，促其尽早排出体外，硫酸钠对心血管和神经系统没有抑制作用，不会加重巴比妥类药物中毒的病情。

6.磷化锌中毒内服硫酸铜，可使其成为无毒的磷化铜沉淀，阻止吸收，并促进其排出体外。磷化锌易溶于油类物质，如果中毒，忌用鸡蛋、牛奶、油类等脂肪性食物，以免促使磷的溶解吸收。

第三节　灌肠及肛管排气法

一、灌肠法

灌肠是将一定量的溶液通过肛管，由肛门经直肠灌入结肠，以帮助患者排便、排气。也可借输入的药物，达到确定诊断和进行治疗的目的。

（一）不保留灌肠法

1.大量不保留灌肠

（1）目的①软化和清除粪便，排除肠内积气。②清洁肠道，为手术，检查和分娩做准备。③稀释和清除肠道内有害物质，减轻中毒。④为高热患者降温。

（2）用物治疗盘内备灌肠筒一套（橡胶管和玻璃接管全长120cm），肛管，弯盘，止血钳，液状石蜡，棉签，手纸，水温计，调剂棒，橡胶布和治疗巾（或一次性尿布），便盆、输液架，屏风。

（3）常用溶液生理盐水，1%肥皂水。

(4)液量及温度成人每次用量为500～1000ml，老年人用量为500～800ml，小儿用量为200～500ml。液体温度39～41℃，降温用温度28～32℃，中暑患者可用4℃等渗冰盐水。

(5)操作方法①备齐用物携至患者床边，向其说明目的，消除顾虑，以取得合作，嘱其排尿，大病室用屏风遮挡患者。②协助患者取左侧卧位（根据肠道解剖位置，借助重力作用使溶液顺利流入肠腔），脱裤至膝部，右腿屈膝，左腿自然伸直，臀部移至床边，将橡胶布和治疗巾（或一次性尿布）垫于臀下，弯盘置臀边。如患者肛门括约肌失去控制能力，可取仰卧位，臀下置便盆，勿暴露患者下肢，盖好被子。③挂灌肠筒于输液架上，液面距肛门40～60cm，润滑肛管前端，将肛管与灌肠筒上的玻璃接管相接，放出少量液体，排出管内气体，用止血钳夹紧橡胶管，左手持手纸分开患者臀部，显露肛门，嘱其张口呼吸，使肛门括约肌放松，按解剖特点插管，即先向前，再右后，轻轻插入直肠10～15cm，松开止血钳，固定肛管，使溶液缓缓流入。④观察内液面下情况，如溶液流入受阻，可稍移动肛管，必要时检查有无粪块阻塞。若患者有便意，应将灌肠筒适当放低，减慢流速，并嘱患者深呼吸，减轻腹压。⑤待溶液将流尽时，夹住橡胶管，用卫生纸包住肛管拔出放入弯盘内，擦净肛门。嘱患者平卧尽可能保留5～10分钟后排便，以利粪便软化。⑥不能下床的患者，给予便盆，将卫生纸放在患者易取得。⑦便毕，协助虚弱患者揩净肛门，取出便盆、橡胶单和治疗巾。帮助患者洗手，整理床铺，开窗通风。观察大便情况，必要时留取标本送验。⑧整理、洗净灌肠用物，并消毒备用。⑨记录结果，在当天体温单的大便栏内记录。

(6)注意事项①掌握灌肠液的温度、浓度、流速、压力和液量，为伤寒患者灌肠时，溶液不得超过500ml，压力要低（液面距肛门部的超过30）。②降温灌肠，可用28～32℃等渗盐水，或用4℃等渗盐水，保留30min后再排出，排便后隔半小时再测量体温并记录。③灌肠过程中注意观察患者的反应，若出现面色苍白、出冷汗、剧烈腹痛、脉速、心慌气急、应立即停止灌肠，通知医生进行处理。④肝昏迷患者禁用肥皂水灌肠，以减少氨的产生和吸收。⑤禁忌证：妊娠、急腹症、消化道出血和各种严重疾病晚期患者。

2. 小量不保留灌肠

（1）目的①软化粪便。为保胎孕妇、病重、年老体弱、小儿等患者解除便秘。②排出积气。为腹部及盆腔手术后肠胀气患者排除肠道积存气体，减轻腹胀。

（2）用物治疗盘内备注洗器，药杯或量杯盛指定溶液，肛管，温开水5～10ml，弯盘，卫生纸，橡胶布和治疗巾，润滑油，止血钳，便盆，屏风。

（3）常用溶液①“1、2、3”溶液即50％硫酸镁30ml、甘油60ml、温开水90ml，温度为38℃。②油剂，即甘油50ml加等量温开水，多用于老年、体弱、小儿和孕妇。

(4)操作方法①备齐用物携至患者床边,其他准备工作同大量不保留灌肠。②润滑肛管前端，用注洗器吸取溶液，连接肛管，排气后夹住肛管，轻轻插入直肠内10～15cm，松开止血钳，将溶液缓缓注入，灌毕，将肛管末端抬高，使溶液全部注入，然后反折肛管，轻轻拔出，放于弯盘内。③嘱患者平卧尽可能保留10～20min后排便。

3. 清洁灌肠

（1）目的①彻底清除滞留在结肠内的粪便，为直肠、结肠检查和术前做准备。②稀释肠内毒素，促其排出。③物理降温。

（2）用物同大量不保留灌肠

（3）常用溶液 1%肥皂液，等渗盐水。

（4）操作方法反复多次进行大量不保留灌肠，第一次用肥皂水灌肠，排便后，再用生理盐水灌肠，至排出液清洁无粪块为止，注意灌肠时压力要低（液面距肛门不超过 40cm）。灌肠应在检查或手术前 1 小时完成，禁用清水反复多次灌洗，以防水与电解质紊乱。

（二）保留灌肠

1. 目的自肛门灌入药物，保留在直肠或结肠内，通过肠黏膜吸收，达到治疗目的。常用于镇静、催眠及应用肠道杀菌剂等。

2. 常用溶液

（1）镇静、催眠用 10%水合氯醛，剂量遵医嘱加等量温开水或等渗盐水。

（2）肠道杀菌剂用 2%小檗碱，0.5%～1%新霉素及其他抗生素等，剂量遵医嘱，药量不超过 200ml，温度 39～41℃。

（3）肠道营养剂用 10%葡萄糖溶液或牛奶等。

3. 用物同小量不保留灌肠，选择较细肛管。

4. 操作方法

（1）备齐用物携至患者床边，向患者解释，以取得合作。

（2）保留灌肠前嘱患者排便或给予排便性灌肠一次，以减轻腹压及清洁肠道，便于药物吸收。

（3）肠道病患者在晚间睡眠前灌入为宜，灌肠时臀部应抬高 10cm，利于药液保留，卧位根据病变部位而定，如慢性痢疾病变多在乙状结肠和直肠，故采用左侧卧位为宜，阿米巴痢疾病变多见于回盲部，应采取右侧卧位，以提高治疗效果。

（4）其他操作同小量不保留灌肠，但入肛管要深，约15～20cm，溶液流速宜慢，压力要低（液面距肛门不超过30cm），以便于药液保留。

（5）折管拔出后，以卫生纸在肛门处轻轻按揉，嘱患者保留1小时以上，以利药物吸收，并做好记录。

5.注意事项

（1）灌肠前了解病变部位，以便选用适当的卧位和插入肛管的深度。

（2）为提高疗效，灌肠前嘱患者先排便，掌握“细、深、少、慢、温、静”的操作原则，即：肛管细，插入深，液量少，流速慢，温度适宜，灌后静卧。

（3）肛门、直肠、结肠等手术后患者，排便失禁者均不宜做保留灌肠。

二、肛管排气法

将肛管由肛门插入直肠，排除肠腔内积气，减轻腹胀。

（一）用物

治疗盘内备肛管（26号），玻璃接管，橡胶管，玻璃瓶（内盛3／4水），瓶口系带，润滑油，棉签，弯盘，卫生纸，胶布条（1×15cm），屏风。

（二）操作方法

1.备齐用物携至患者床边，向其说明用意，屏风遮挡，助患者仰卧或左侧卧位。

2.将瓶系于床边，橡胶管一端插入水中，玻璃接管与肛管连接，润滑肛管前端后插入直肠15～20cm，以胶布交叉固定于臀部，橡胶管须留出足够长度，供患者翻身。

3. 观察排气情况，如排气不畅，可帮助患者转换体位、按摩腹部，以助气体排出。

4. 保留肛管一般不超过20分钟，拔管后，清洁肛门，整理用物。

长时间留置肛管，会减少肛门括约肌的反应，甚至导致括约肌永久性松弛，必要时可隔几小时后再重复插管排气。

第四节 简易通便及人工取便法

一、简易通便法

采用简而易行，经济有效的措施，协助患者排便，解除便秘。常用于老年、体弱及久病的便秘患者。所用的通便剂为高掺和润滑剂所制成，具有吸出组织水分、稀释、软化粪便和润滑肠壁刺激肠蠕动的作用。常用的简易通便方法有：

（一）开塞露通便法

开塞露由50%甘油或小量山梨醇制成，装于密闭的塑料胶壳内。用量：成人20ml，小儿10ml。用时将顶端剪去，先挤出药液少许起润滑作用，然后轻轻插入肛门，将药液全部挤入，嘱患者忍耐5～10min，以刺激肠蠕动，软化粪便，达到通便目的。

（二）甘油栓通便法

甘油栓是由甘油明胶制成，为无色透明或半透明栓剂，呈圆锥形，具有润滑作用。使用时将甘油栓取出，操作者戴手套或手垫纱布，捏住栓剂较粗的一端，将尖端插入肛门内6～7cm，用纱布抵住肛门口轻揉数min，利用机械刺激和润滑作用而达到通便目的。

（三）肥皂栓通便法

将普通肥皂削成底部直径1cm，长3～4cm圆锥形，蘸热水后插入肛门（方法同甘油栓通便法），由于肥皂的化学性和机械性刺激作用引起自动排便。

禁忌：肛门黏膜溃疡、肛裂及肛门有剧疼痛者，均不宜使用。

（四）按摩

用右手食、中、无名指深深按在腹部，自右下腹盲肠部开始，沿结肠蠕动方向，即由升结肠、横结肠、降结肠、乙状结肠进行推压，如此反复按摩。或在乙状结肠部，由近心端向远心端作环状按摩，每次5～10min，每日二次，可帮助排便。

二、人工取便法

人工取便法是用手指取出嵌顿在直肠内的粪便，由于较长时间的便秘，大量的粪便淤积在直肠内，加之肠腔吸收水分过多，而使粪便形成粪石，久之嵌顿在肠内，经灌肠或通便后仍无效时，可采取人工取便法以解除患者的痛苦。

（一）用物

治疗盘内备无菌手套1只，弯盘，橡胶布及治疗巾各1块（或一次性尿布垫），肥皂液，卫生纸，便盆。

（二）操作方法

向患者说明目的，消除紧张、恐惧心理，以取得合作。嘱患者左侧卧位，右手戴手套，左手分开患者臀部，右手食指涂肥皂液后，伸入直肠内，慢慢将粪便掏出，放于便盆内，取便完毕后，给予热水坐浴，以促进血液循环，减轻疼痛。整理用物，洗手，做好记录。

（三）注意事项

1. 动作轻柔，避免损伤肠黏膜或引起肛门周围水肿。

2.勿使用器械掏取粪便，以避免误伤肠黏膜而造成损伤。

3.取便时，注意观察患者，如发现其面色苍白、出冷汗，疲倦等反应，必须暂停，休息片刻后再操作。

附：口服甘露醇清洁肠道法

原理：甘露醇为高渗溶液，在肠道内不被吸收，造成高渗环境而促排便，并从肠黏膜中吸收大量水分，使粪便变稀易于排出。

方法：手术前一天下午15～16时口服20%甘露醇250ml，加等量温开水一次服完。

优点：①此法可减轻繁琐的护理工作，提高工作效率，又避免多次灌肠给患者带来的痛苦。15时服药后到22时多数停止排便，不影响当夜睡眠。②肠道排空良好，有利于手术操作，术后病情恢复较快。③药价低廉，药源易取，方法简便，安全有效。

第三章　泌尿道护理技术

肾脏是机体内最重要的排泄器官，体内大量的代谢产物和某些有害物质等，大部分经肾脏滤过后，以尿的形式通过肾盂、输尿管流入膀胱储存，达到一定量时，由膀胱经尿道排出体外。肾脏还能调节机体内水、电解质及酸碱平衡，保持机体内环境相对稳定，维持正常生命活动。当泌尿系统有疾患时，可直接或间接地影响肾脏功能，尿的质和量可出现异常变化。因此，护士在护理过程中，应加强观察，为诊断、治疗提供线索，及早采取有效的治疗措施。

第一节　排尿的观察及异常时的护理

一、正常排尿的观察

正常情况下，排尿受意识支配，无痛，无障碍，可自主随意进行。

成人每 24h 排出尿量约 1000～2000ml，日间排尿 3～5 次，夜间 0～1 次，每次尿量约 200～400ml。尿量多少与饮水、饮食、气温、运动、精神因素等有关。

正常尿液呈淡黄色、澄清、透明、比重为 1.003～1.030，pH 值为 5～7，呈弱酸性，有特殊气味。

二、异常排尿的观察及护理

（一）量和次数的异常

1. 多尿 24 小时尿量经常超过 2500ml 者称多尿。如糖尿病患者，由于血糖浓度超过肾糖阈，大量葡萄糖从肾脏排出，因渗透压的作用，大量的水分随尿排出，引起多尿，24小时内尿量可达2500～6000ml。尿崩症患者，由于垂体后叶抗利尿0000激素分泌不足，使肾小管重吸收发生障碍，也表现多尿。

2.少尿 24小时尿量少于400ml者为少尿。见于心脏、肾脏疾病者，由于体内钠、水潴留，形成水肿，故尿量减少。

3.无尿 24小时尿量少于100ml或12min内无尿，称无尿或尿闭。见于肾炎晚期、急性肾功能衰竭的无尿期，由于肾脏严重、广泛性病变所致的泌尿功能丧失，故出现无尿现象。

4.膀胱刺激征 表现为每次尿量少，且伴有尿频、尿急、尿痛及排尿不尽等症状。常见于膀胱炎患者。

（二）性质的异常

1.颜色异常 泌尿系结石、急性肾炎等患者可出现红色-红尿；传染性肝炎、黄疸患者可出现黄褐色-胆红素尿；丝虫患者可出现乳白色-乳糜尿；酱油色或浓茶色-血红蛋白尿等。

2.比重异常 通过尿比重的测量，可以了解肾脏的浓缩功能。比重增高多见于急性肾小球肾炎、心功能不全等；比重降低常见于尿崩症、肾功能不全。

3.透明度异常 尿中有脓细胞、红细胞、大量上皮细胞、黏液、管型等，可致尿液混浊。

4.气味异常 新鲜尿有氨臭味，提示疑有泌尿道感染；糖尿病伴酸中毒时，尿液呈烂苹果味，因尿中含有丙酮；有机磷农药中毒者，尿液有大蒜臭味。

（三）排尿异常的护理

1.尿潴留 尿液存留在膀胱内不能排出者称尿潴留。当尿潴留时，膀胱容积可增至3000～4000ml，膀胱高度膨胀至脐部，下腹部膨隆、疼痛及压痛。排尿困难。见于尿道或膀胱颈部阻塞，如前列腺肥大、肿瘤；排尿神经反射障碍，如膀胱肌肉麻痹，直肠或盆腔内手术后等；以及某些心理方面因素所引起。患者十分痛苦，应针对病因，实施有效的处理。如属机械性梗阻，给予对症处理，如属非机械性梗阻，可采用以下护理措施。

（1）安慰患者，消除焦虑和紧张情绪。

（2）取适当体位，病情许可应协助患者以习惯姿势排尿，如扶患者坐起或抬高上身。

（3）按摩、热敷下腹部，以便解除肌肉紧张，促进排尿。

（4）利用条件反射，诱导排尿，如听流水声或用温水冲洗会阴。

（5）针灸治疗；针刺中极、曲骨、三阴交穴。

（6）对某些手术前或须绝对卧床休息的患者，应训练其床上排尿，避免术后不习惯卧床排尿造成的尿潴留而增加痛苦。

（7）经上述处理无效时，可采用导尿术或耻骨上膀胱穿刺术。

2.尿失禁膀胱内尿液不能受意识控制而随时流出者称尿失禁。可分为：真性尿失禁，尿道括约肌损伤或神经功能失常，充盈性尿失禁，膀胱内积有大量尿液，当膀胱压力超过尿道阻力时出现。应力性尿失禁，见于经产妇，当咳嗽、喷嚏、提举生物等造成腹内压力增时出现。应根据病情不同，采取相应的护理措施。

（1）做好心理护理，待患者热情，提供必要的帮助，消除患者羞涩、焦虑、自卑等情绪。

（2）保持患者会阴部清洁干燥，做好皮肤护理。应用接尿装置：女患者可用女式尿壶紧贴外阴接取尿液，男患者可用阴茎套连接集尿袋，接取尿液，但此法不宜长期使用。

(3)指导患者进行收缩和放松会阴部肌肉的锻炼,加强尿道括约肌的作用,恢复控制排尿功能。每2～3小时送一次便器以训练有意识地排尿。

(4)排尿时采取正确体位，指导患者自己用手轻按膀胱，并向尿道方向压迫，将尿液排空。

(5)对夜间尿频者，晚餐后可适当限制饮水量。

(6)长期尿失禁患者，必要时可留置导尿管。

第二节 泌尿道常用的护理技术

一、导尿术

导尿术是用无菌导尿管自尿道插入膀胱引出尿液的方法。导尿可引起医源性感染，因此，在操作中应严格掌握无菌技术，熟悉男、女性尿道解剖特点。避免增加患者的痛苦。

(一)目的

1.为尿潴留患者解除痛苦；使尿失禁患者保持会阴清洁干燥。

2.收集无菌尿标本，做细菌培养。

3.避免盆腔手术时误伤膀胱，为危重、休克患者正确记录尿量，测尿比重提供依据。

4.检查膀胱功能，测膀胱容量、压力及残余尿量。

5.鉴别尿闭和尿潴留，以明确肾功能不全或排尿机能障碍。

6.诊断及治疗膀胱和尿道的疾病，如进行膀胱造影或对膀胱肿瘤患者进行化疗等。

（二）用物

1. 消毒包内有小弯盘 1 个，持物钳 2 把，大棉球 10 个，纱布 2 块，左手手套 1 只。

2. 导尿包内有方盘 1 个，治疗碗 2 只，导尿管 8 号和 10 号各 1 条，止血钳 2 把，小药杯 2 个，大棉球 2 个，洞巾 1 块，纱布 2 块，手套 1 副。

3. 另备 0.1%新苯扎氯铵溶液，无菌液状石蜡，胶布，治疗巾、大毛巾、弯盘。

（三）操作方法

1. 女性导尿法女性尿道短，约 3～5cm 长，富于扩张性，尿道口在阴蒂下方，呈矢状裂。老年妇女由于会阴肌肉松弛，尿道口回缩，插导尿管时应正确辨认。

（1）备好用物进病房，向患者说明目的，取得合作，遮挡患者。

（2）能自理者，嘱其清洗外阴，不能起床者，协助其清洗外阴。患者取仰卧位，护士立于患者右侧，将盖被扇形折叠盖于患者胸腹部。脱近侧裤腿，盖于对侧腿上，近侧下肢用大毛巾遮盖，嘱患者两腿屈膝自然分开，暴露外阴。

（3）将治疗巾（或一次性尿布）垫于臀下，弯盘放于床尾。开消毒包，备消毒液，左手戴无菌手套，将已备好的清洗消毒用物置于患者两腿之间，右手持止血钳夹 0.1%新苯扎氯铵棉球清洗外阴，其原则由上至下，由内向外（外壁 1 个，大腿内侧各 1 个）。清洗完毕，另换止血钳，左手拇、食指分开大阴唇，以尿道口为中心，顺序是：尿道口、前庭、两侧大小阴唇清洗各一棉球，最后一棉球消毒尿道口至会阴、肛门，每一个棉球只用一次，污棉球及用过的钳子置于床尾弯盘内。

（4）打开导尿包，备 0.1％新苯扎氯铵溶液、无菌液状石蜡。戴无菌手套，铺洞巾，润滑导尿管前端，以左手拇、食指分开大阴唇，右手持止血钳夹消毒棉球再次消毒尿道口。

（5）另换一止血钳持导尿管轻轻插入尿道4～6cm，见尿后再插入1～2cm。

（6）如需作尿培养，用无菌标本瓶或试管接取，盖好瓶盖，置合适处。

（7）治疗碗内尿液盛满后，用止血钳平导尿管末端，交于左手中指间，将尿液倒入便盆内。

（8）导尿毕，用纱布包裹导尿管，拔出，放入治疗碗内。擦净外阴，脱去手套，撤去洞巾，清理用物，协助患者穿裤，整理床单位，测量尿量并记录，标本送检。

2.男性导尿术成人男性尿道全长约17～20cm，有两个弯曲即活动的耻骨前弯和固定的耻骨下弯；三个狭窄部即尿道内口、膜部和尿道外口，导尿时，须掌握这些解剖特点，以便导尿管顺利插入。

（1）备好用物进病房，向患者说明其目的，取得合作，遮挡患者。

（2）同女性导尿术

（3）铺治疗巾于患者臀下，开消毒包，备消毒液，左手戴手套，用消毒液棉球清洗阴茎两次。左手持无菌纱布包住阴茎，后推包皮，充分暴露尿道口及冠状沟，严格消毒尿道口、龟头，螺旋形向上至冠状沟，共3次，最后消毒阴茎背侧及阴囊5次，每个棉球限用一次。在阴茎及阴囊之间垫无菌纱布1块。

（4）打开导尿包，备0.1%新苯扎氯铵溶液，无菌液状石蜡。戴无菌手套，铺洞巾。滑润导尿管18～20cm。暴露尿道口，再次消毒，提起阴茎使之与腹壁成60度角。

（5）另换止血钳持导尿管轻轻插入尿道18～20cm左右，见尿后再插入1～

2cm。

（6）若插导尿管时，遇有阻力，可稍待片刻，嘱患者张口做深呼吸，再徐徐插入。切忌暴力。

（7）根据需要留取尿培养标本，拔管同女性导尿术。

（8）导尿完毕，清理用物，整理床单位。

（四）注意事项

1. 严格执行无菌技术及消毒制度，防止医源性感染。导尿管一经污染或拔出均不得再使用。

2. 插入、拔出导尿管时，动作要轻、慢、稳、切勿用力过重，以免损伤尿道黏膜。

3. 对膀胱高度膨胀且又极度虚弱的患者，第一次导尿量不可超过 1000ml，以防大量放尿，导致腹腔内压突然降低，大量血液滞留于腹腔血管内，造成血压下降，产生虚脱，亦可因膀胱突然减压，导致膀胱黏膜急剧充血，引起尿血。

二、导尿管留置法

导尿后将导尿管留在膀胱内，以引流尿液，可避免反复插管引起感染。

（一）目的

1. 用于截瘫所致尿潴留或尿失禁患者。

2. 盆腔手术前留置导尿管，以防术中误伤膀胱。

3. 尿道、会阴术后定时放尿。可保护创面及切口清洁不受污染。

4. 用于某些大手术后或大面积烧伤，以及危重患者的抢救，可借以观察肾功能。

（二）用物除导尿用物外，另备无菌集尿袋、胶布、别针。

（三）操作方法

1. 剃去阴毛，以便固定导尿管。

2. 导尿后脱下手套，用胶布固定导尿管。

女性：用宽 4cm 长 12cm 的胶布 1 块，将 2 / 3 部分的一端剪成 3 条。将完整的 1 / 3 部分贴于阴阜上，撕开三条的中间一条贴于导尿管上，其余两条分别交叉贴在对侧大阴唇及大腿根部。

男性：备单翼蝶形胶布 2 块，固定于阴茎两侧，再用条状胶布环形一周于阴茎上加固，开口处向上，勿使两端重叠，以免压迫阴茎。胶布折叠部分应超出龟头 2cm，在距尿道 1cm 处用胶布将折叠的两条胶布环形固定于导尿管上。

使用佛雷氏导尿管时，插管后向气囊内注入 10ml 无菌生理盐水或空气，即可固定尿管，不致滑脱。

3. 固定后，将导尿管末端与无菌集尿袋相连。引流管应留出足以翻身的长度用别针固定在床单上，以免翻身时不慎将导尿管拉出。

（四）护理

1. 保持引流通畅。避免导管受压、扭曲、堵塞。

2. 防止逆行感染。保持尿道口清洁，每日用 0.1%新苯扎氯铵溶液清洁尿道口 2 次，每日定时更换集尿袋，记录尿量，每周更换导尿管 1 次，无论何时，引流管及集尿袋均不可高于耻骨联合，切忌尿液逆流。

3. 鼓励患者多饮水，常更换卧位，若发现尿液浑浊，沉淀或出现结晶，应及时进行膀胱冲洗。每周查尿常规 1 次。

4. 训练膀胱功能。可采用间歇性阻断引流，使膀胱定时充盈、排空、促进膀胱功能的恢复。

5. 患者离床活动或做检查时，可携集尿袋前往。其方法：将导尿管固定于下腹部；保持集尿袋低于耻骨联合。亦可将导尿管与集尿袋分离，用无菌纱布包裹导尿管末端反折后以胶布扎紧，固定于下腹部；集尿袋开口端用无菌纱布包裹或套入无菌试管内，固定于床单上。患者卧床时，常规消毒两管开口端后接上。

三、膀胱冲洗法

（一）目的

1. 清洁膀胱，使尿液引流通畅。

2. 治疗某些膀胱疾病，如膀胱炎。

3. 泌尿外科的术前准备和术后护理。

（二）常用冲洗溶液

生理盐水，0.02%呋喃西林溶液，3%硼酸溶液，0.2%洗必泰，0.1%雷夫奴尔溶液，2.5%醋酸。

（三）用物

全套导尿用物，膀胱冲洗器（包括冲洗瓶、连接橡皮管、丫形管），冲洗液，别针，调节器 2 个，输液架。

（四）操作方法

1. 依导尿术插入导尿管，并按留置导尿管法固定导尿管。

2. 倒溶液于冲洗瓶内，挂于输液架上（瓶底离床沿 60cm）。连接冲洗装置各部（丫型管的两个分管，一接引流管，另一接导尿管，主管连接冲洗管），将橡皮管用别针固定于床单上。

3. 冲洗前，使膀胱排空，然后夹紧引流管，开放冲洗管，使溶液滴入膀胱，滴速一般为 40～60 滴 / min。待患者有尿意时（或滴入溶液 200～300ml 后），夹紧冲洗管，打开引流管，将冲洗液全部引流出来，再夹紧引流管，按需要量，如此反复冲洗。引流时，丫形管须低于耻骨联合，以使引流彻底，每天可冲洗 3～4 次。

（五）注意事项

1. 严格无菌操作，防止医源性感染。

2. 寒冷气候，冲洗液应加温至 38～40℃，以防冷刺激膀胱。

3. 冲洗时，注意观察引流液性状，出现鲜血、导管堵塞或患者感到剧痛不适等情况，应立即停止冲洗，报告医生。

四、膀胱滴药法

常用药液：5～10％弱蛋白银，0.2％呋喃西林溶液，0.5％硝酸银，1％新霉素及其他抗生素。

（一）小量滴药法

1. 用物全套导尿用物，注洗器，药液。

2. 操作方法导尿后放尽尿液，将药液倒入治疗碗内，用注洗器抽吸药液，从导尿管慢慢注入膀胱，然后提起导尿管末端，使药液全部流入膀胱。

（二）大量滴药法

1. 用物全套膀胱冲洗用物，药液。

2. 操作方法同膀胱冲洗法。放尽尿液，夹紧引流管，调节滴速（每分钟约 80 滴），滴完后保留 20min，再让药液流出。滴入刺激性强的药物（硝酸银），药液滴完后，再用生理盐水冲洗膀胱。

五、耻骨上膀胱穿刺术

耻骨上膀胱穿刺适用于急性尿潴留导尿术未成功，而又急需排尿或送检尿标本者。

（一）用物

治疗盘内备膀胱穿刺包（内有治疗巾 1 块，洞巾 1 块，无齿镊 1 把，止血钳 1 把，布巾钳 2 把，膀胱穿刺针 1 套或 9 号针头 1 枚，弯盘 1 个，药杯 2 个，5ml 及 50ml 注射器各 1 副，6 号 7 号针各 1 枚，纱布 3 块，棉球数个），2%碘酒，70%酒精，持物钳，无菌手套，胶布，2%普鲁卡因 2 支，治疗巾，1000ml 量杯，另备便盆。

（二）穿刺部位

耻骨联合中点上 1～2cm 处。

（三）操作方法

1. 术前做普鲁卡因试验。

2. 备齐用物携至床旁，屏风遮挡患者，并向其介绍膀胱穿刺的目的与方法，取得合作。

3. 叩诊证实膀胱充盈。洗手，戴口罩，打开膀胱穿刺包。

4. 协助患者解衣裤，露出穿刺部位。治疗巾垫于患者臀下。

5. 常规消毒穿刺部位皮肤，戴手套，铺洞巾，以布巾钳固定，行局部麻醉。

6. 穿刺针栓部接无菌橡皮管，并用止血钳夹紧橡皮管，左手拇、食指固定穿刺部位，右手持穿刺针垂直刺入膀胱腔，见尿后再进针 1～2cm，然后在橡皮管末端套上 50ml 注射器，松开止血钳，开始抽吸，满 50ml 后夹管，将尿液注入量杯，如此反复操作。膀胱过度膨胀者，每次抽出尿液不得超过 1000ml，以免膀胱内压降低，而导致出血或休克的发生。必要时留标本送验。

7.抽毕，用碘酒消毒穿刺点，盖以纱布，胶布固定，帮助患者卧床休息。

8.整理床单位，清理用物，记录尿量及性质。

六、膀胱穿刺留置导尿法

膀胱穿刺留置导尿术常用于前列腺肥大导致排尿困难的患者。

（一）用物

同耻骨上膀胱穿刺术。

（二）操作方法

局部麻醉后以细针穿刺，见有尿液，即以14号穿刺套管针穿刺，拔出针芯，通过套管插入有1～2个侧孔的硅胶管，再拔出套管，穿刺点用无菌纱布覆盖，固定，接集尿袋。穿刺点每周消毒2～3次，优质硅胶导尿管可1～2个月更换。

第四章　内科疾病护理

第一节　呼吸系统疾病护理

一、急性上呼吸道感染

急性上呼吸道感染是由病毒或细菌在鼻、咽喉部产生的急性炎症，是常见的呼吸道传染病。其病因一般可分为病毒和细菌感染两类。其中病毒感染约占70％～80％，细菌感染继发于病毒感染之后。

急性上呼吸道感染的临床表现可有头痛、畏寒、发热、鼻塞、喷嚏、流涕、咽部干痛、咳嗽、全身肌肉酸痛、乏力及食欲减退等。

对此类疾病目前尚无可靠的抗病毒药物，主要治疗为对症处理和预防并发症（鼻窦炎、支气管炎等）。

上呼吸道感染患者的护理如下：

1. 一般护理。发热时应卧床休息，多饮水，每日需补充2 000ml～4 000ml水，并给予流质或半流质清淡易消化饮食。在保暖的同时还应注意室内空气流通，降低空气中的微生物数量。

2. 健康教育。病毒具有高度的传染性，通过飞沫在空气中传播，亦可借污染的食具和物品传播，所以应教育患者做好呼吸道隔离，戴口罩，尽量不去公共场所，并将所用水杯、毛巾、脸盆、碗筷与健康人分开使用，以免传染他人。

室内也可用食醋熏蒸或用艾卷燃熏，隔日1次，每次1小时，以达到空气消毒的目的。

健康人的鼻咽部经常有一些病毒和细菌存在，受凉、疲劳等因素可减弱机体抗病能力而致病。所以，平时应加强身体锻炼，注意避免发病诱因，增强自身抗病能力。

二、肺炎

肺炎是常见的呼吸道疾病。按病因学分类，肺炎可分为细菌性、病毒性、支原体性、立克次体性及真菌性等。目前临床中常见的肺炎有军团菌肺炎和支原体肺炎等。本节重点介绍军团菌肺炎。

军团菌肺炎是由军团菌引起的急性肺部感染，其高危人群为老人和免疫功能低下者。

军团菌可分泌含锌的金属蛋白酶，该酶可能是引起肺组织溶解破坏、形成空洞的原因。

军团菌肺炎起病时往往有乏力、肌痛或头痛，有时也有咽痛、畏光和流涕。发病的1～2日内可发热，体温高者可超过39℃时常伴干咳及剧烈的胸痛，10%～33%的患者咯血。

治疗以控制感染及对症治疗为主要原则。控制感染柔红霉素为首选药物。

肺炎患者的护理如下：

1. 一般护理　军团菌对热的耐力较强，在蒸馏水中可存活139天，在人工管道水源中可定居，通过气溶雾吸方式感染人群。所以，要注意定时开窗通风，保持室内空气新鲜，台面用0.5%洗消净擦拭，吸氧管、湿化罐、雾化器每周应彻底消毒1次。通风时注意患者的保暖，避免冷空气直吹或对流。急性期、高热期间绝对卧床休息，恢复期可适当活动。胸痛剧烈者取患侧卧位，以减轻痛苦。呼吸困难者取半卧位并给予氧气吸入。给予高蛋白、高热能、高维生素、易于消化的饮食，多食富含维生素C的水果。鼓励患者多饮水，每日至少2

000ml～4000ml。

2．症状及并发症的观察和护理

（1）高热：可行冰袋、温水擦浴、温酒精擦浴等物理降温法，减轻患者的痛苦，增加其舒适感。由于高热时唾液分泌减少，口唇干裂，容易发生口腔炎，可用生理盐水或复方硼砂溶液漱口，口唇干裂可涂液状石蜡，防止发生口腔炎。

（2）咳嗽：军团菌肺炎好发于年老体弱者，他们活动量少，痰液多蓄积体内，无力咳出。此时可指导患者学习有效咳嗽的方法，鼓励自行咳痰。若痰液黏稠不易咳出或无力咳出时，可行雾化吸入、翻身、体位引流、应用祛痰剂等，以保持呼吸道的通畅。

三、咳嗽、咳痰 。

（3）水、电解质紊乱和肾功能异常：军团菌可释放毒素引起低血钠等，所以应定期检查患者血电解质、尿常规及肾功能。发现异常积极协助医生治疗抢救。

3．药物治疗的观察和护理　红霉素为治疗军团菌肺炎的首选药物，可以口服也可静脉滴注，一般疗程为2～3周。输注时患者可出现局部疼痛、胃肠道不适（恶心、呕吐）等，故宜慢速滴入并做好生活护理，及时清除呕吐物，鼓励患者少食多餐，适量进食。

4．健康教育　肺炎多因机体抵抗力降低，细菌乘虚而入所致，好发于冬春季。所以，应加强机体自身耐寒能力的锻炼，避免受凉，预防感冒，养成不吸烟、不饮酒的好习惯。同时，还应注意保持周围环境的清洁，避免水源的污染。

（三）慢性支气管炎

慢性支气管炎（简称慢支）是指气管、支气管黏膜及其周围组织的慢性非特异性炎症，是一种严重危害人民健康的常见病，尤以老年人为多见，且男性多于女性。

慢性支气管炎主要由以下几方面因素引发：

1．理化因素　如大气污染、吸烟、寒冷空气等，可损伤呼吸道黏膜，使纤毛脱落，引起支气管痉挛等。

2．感染　即由病毒和细菌引起的呼吸道反复感染，可诱发慢性支气管炎。

3．变态反应　是发病的危险因素。

4．年龄因素　老年人呼吸道中免疫球蛋白减少，组织退行性变，防御反应降低，所以易患慢性支气管炎。

慢性支气管炎的临床表现主要是咳、痰、喘。

治疗原则主要是抗炎、止咳、祛痰及平喘。

慢性支气管炎患者的护理如下：

1．一般护理　室内保持空气流通新鲜，冬季应有取暖设备，避免患者受凉感冒，加重病情。饮食上给予高蛋白、高热能、高维生素、易消化的食物。若食欲欠佳，可给予半流或流质饮食，注意食物的色香味，并鼓励患者多饮水，每日至少饮3 000ml。

2．症状的观察和护理

（1）咳嗽、咳痰：仔细观察咳嗽的性质，出现的时间和节律；观察痰液的性质、颜色、气味和量，并正确留取痰标本及时送检。鼓励患者有效地咳嗽、咳痰。有痰不易排出时，可行超声雾化吸入，根据病情加入相应药液，以达到局部用药，稀释痰液，便于引流的目的。同时，还可采取体位引流等措施排痰。具体方法参见症状护理中咳嗽、咳痰节。

（2）喘：患者主诉喘憋加重，呼吸费力，不能平卧，应给予半卧位吸氧。根据血气分析结果，调节吸氧流量。并指导患者练习腹式呼吸及呼吸操（参见本节症状护理（一）呼吸困难），以改善通气功能。

3．药物治疗的观察和护理。此类疾病最主要是控制感染，应针对致病菌的类别和药物敏感性合理应用抗生素。护士应正确采取痰标本，留痰前清洁口腔，标本盒应为无菌痰盒 。抗生素使用后，应严密观察患者的体温及病情变化，重视患者主诉，为医生提供最直接的临床资料。在药物治疗的同时，应注意营养支持，注意痰液的稀化和引流，这是缓解气道阻塞、有效控制感染的必要条件。

4．健康教育。嘱患者加强身体耐寒锻炼，气候变化时注意衣服的增减，避免受凉。耐寒锻炼需从夏季开始，先用手按摩面部，后用冷水浸毛巾拧干后擦头面，渐及四肢。体质好、耐受力强者，可全身大面积冷水摩擦，持续到9月份，以后继续用冷水摩擦面颈部，最低限度冬季也要用冷水洗鼻部，以提高耐寒能力，预防和减少本病的发作。同时，应避免尘埃和煤烟对呼吸道的刺激，有吸烟嗜好者应戒除。

四、支气管哮喘

支气管哮喘是气道慢性可逆性炎症引起的一种支气管反应性过度增高的疾病。炎症是导致支气管哮喘的基本原因。变态反应原、环境因素、职业性因素、药物性因素和与运动有关的原因等，均与支气管哮喘的起病有联系。这些因素可引起支气管平滑肌收缩痉挛，诱发哮喘发作。而反复发作后使呼吸道防御能力受损，容易继发感染。感染诱因炎症反应及分泌物增多而使支气管痉挛加重，如此形成恶性循环。

支气管哮喘的主要症状是气道被激惹引起的气道阻塞、咳嗽及带有哮鸣音的呼气性呼吸困难。其症状往往于夜间和清晨加重。

当严重哮喘发作持续 24 h 以上时，经一般支气管舒张药物治疗无效者，称为哮喘持续状态。此时，患者表现为极度呼吸困难、呼气费力、张口喘气、大汗淋漓、面色苍白、四肢厥冷、脉快细弱，心率每分钟可达 140 次以上，有明显发绀，严重时可出现神经精神症状及呼吸衰竭。

治疗原则为哮喘发作时应积极进行激素抗感染治疗，辅以平喘及病因治疗。

支气管哮喘患者的护理如下：

1．一般护理。将患者安置在清洁、安静、空气新鲜及阳光充足的房间，避免摆设花草，铺地毯等；做卫生清洁时应注意用湿法打扫，避免尘土飞扬。使用某些消毒剂时要转移患者。哮喘发作时患者多取半坐卧位或端坐位，可用枕头支托，也可让其伏桌而坐，桌上放枕，增加患者舒适感。饮食上应给予营养丰富的易消化的食物。多食蔬菜、水果，多饮水，以补充由于憋喘出汗过多失去的水分。严禁食用与发病有关的食物，如蛋类及牛奶、鱼、虾、蟹等海味食品。同时注意保持大便通畅，减少因用力而致的疲劳。另外，应协助患者寻找过敏原，并指导患者掌握发病的规律，以便提前采取预防措施。

2．哮喘持续状态患者的护理

（1）注意观察哮喘发作的前驱症状，如发现患者鼻、咽、眼发痒，有打喷嚏、咳嗽等黏膜过敏表现及胸部有压迫窒息感时，及时通知医师以便采取预防措施。

（2）哮喘持续状态时患者可出现全身衰竭，甚至突然死亡，必须作为急症处理。给予氧气吸入，每分钟 3L～5L，迅速建立静脉通路，遵医嘱静脉滴注糖皮质激素，保持呼吸道通畅，协助排痰，必要时吸痰，行气管插管或气管切开。

（3）发作时做好生活护理，及时擦干身上的汗水，更换干燥、柔软的衣被，协助患者变换体位，按摩受压部位及骨突处，以保持皮肤的完好。

（4）加强心理护理。哮喘发作时患者极度紧张，烦躁不安，护士应安慰患者，尽量满足患者的合理要求，缓解紧张情绪。

3. 用药指导。教会患者正确使用定量气雾剂。方法分 4 步：①摇匀气雾剂。②轻轻呼气。③口含喷嘴慢慢吸气同时下压盛药子罐。④屏气 10 秒。若要作另一次吸入，需要等候 1 分钟以上才可重复上述步骤。应注意先使用β2-受体气雾剂，15～20 分钟后使用激素类气雾剂，用药后漱口，以减少口腔真菌感染。

4. 健康教育。患者在缓解期应避开过敏原，加强自身体质锻炼，提高御寒能力。目前认为，哮喘患者最好的运动方式是游泳。另外，在冬季及气候多变时预防感冒，并保持情绪的稳定，可减少发作的次数。

五、支气管扩张

支气管扩张是一种常见的慢性支气管疾病，是由于支气管管壁损伤后变形和持久地扩张所致。本病多发生于青年和儿童，男性多于女性。

支气管扩张的主要病因是支气管和肺脏的感染和支气管阻塞。感染损害了支气管管壁各层组织，削弱了它的弹性。炎症的黏稠分泌物、异物、肿瘤致支气管部分或完全阻塞引起肺不张，因胸腔内负压对病肺的牵引，助长支气管的扩张。

临床上典型症状为慢性咳嗽，咳大量脓痰，间断咯血及反复肺部感染。咯血是支气管扩张的临床特征之一。据文献报道，约 90%的患者有不同程度的咯血。

治疗原则为积极防治呼吸道感染，清除脓痰，保持呼吸道通畅。必要时手术切除。

支气管扩张患者的护理如下：

1．一般护理。反复咯血及咯血活动期应卧床休息。饮食上给予高蛋白、高热能、多维生素、易消化的饮食或半流食。

2．症状的观察及护理

（1）咯血：患者咯血后多有恐惧紧张情绪，所以应关心安慰患者，指导患者轻轻将气管内存留的积血咳出。及时建立静脉通路及吸氧。备好抢救物品，如吸引器、止血药及气管插管等 。

（2）咳痰：①密切观察痰液量、性质。支气管扩张的患者一般咳脓性痰，每日可达 100ml～400ml。痰放置数小时后可分 3 层：上层为泡沫、中层为黏液、下层为脓性物和坏死组织。伴有厌氧菌感染时可有恶臭味。②排除气管内分泌物，保持呼吸道通畅。协助患者做体位引流。若病变在肺下叶时，可将患者置于头低足高位，进行深呼吸、咳嗽和咳痰。必要时引流前可先行雾化吸入，引流时辅以叩背，可提高引流效果。每次引流 15～20min，每日 2～4 次，体位引流宜在患者空腹时（餐后 2 小时）进行。

六、慢性阻塞性肺气肿

慢性阻塞性肺气肿是由于肺脏充气过度，终末细支气管远端部分包括呼吸细支气管、肺泡管、肺泡囊和肺泡等的膨胀及过度充气，导致肺组织弹性减退、体积增大和肺功能减低的疾病。

慢性阻塞性肺气肿常继发于慢性支气管炎、支气管哮喘和肺间质纤维化。患者在吸气时支气管扩大，空气能通畅进入肺内；在呼气时支气管缩小，过多的氧气滞留于肺泡内，引起肺泡内压增高。若慢性炎症持续存在，肺泡不断膨胀，最后发生肺气肿。膨胀的肺泡还可发生破裂，多个肺泡破裂融合成大疱，有效的呼吸面积减少，导致机体缺氧。

主要临床表现为缺氧及进行性的呼吸困难，严重的可伴有二氧化碳潴留，最终可并发呼吸衰竭。

治疗原则是控制呼吸道感染，保持呼吸道通畅，纠正缺氧及酸碱失衡等。

慢性阻塞性肺气肿患者的护理如下：

1．休息。有严重缺氧和二氧化碳潴留者应卧床休息，以减少氧的消耗。

2．体位。呼吸困难者取半卧位或端坐位。

3．氧疗。明显缺氧者给予吸氧，有二氧化碳潴留者采用鼻导管低流量持续给氧，流量每分钟 1L～2L。长期二氧化碳潴留使呼吸中枢对二氧化碳的敏感性降低，呼吸兴奋性主要靠低氧对周围化学感受器的刺激来维持。如给予高流量氧气吸入，缺氧对呼吸中枢的兴奋作用被解除，更加重二氧化碳潴留。因此，对慢性阻塞性肺气肿的患者单纯吸高浓度的氧是危险的，甚至是致命的。氧疗期间应监测患者反应、血气分析结果及氧饱和度情况，以免发生二氧化碳蓄积。

4．营养支持。慢性阻塞性肺气肿的患者由于在克服气道阻塞、弹性回缩力变化等做了大量呼吸功能，使呼吸肌疲劳，加之长期慢性咳嗽，咳痰，反复感染等的消耗，多数患者处于营养不良的状态。目前，营养支持问题日益受到重视，一般除恰当的食谱配置外，必要时应进行肠道内或肠道外的营养物质的补充，以维持体重，增强肌力，减少疲劳等。

5．保持呼吸道通畅。当患者痰量多且坠积于下肺，咳嗽又无力或无效时，应指导患者进行体位排痰，并辅以超声雾化湿化气道及叩背等，以利于痰液的排出。如上述效果不佳时可行吸痰及气管插管等。

6. 健康教育

（1）首先让患者掌握此病的本质，树立抗病信心。同时指导患者根据病情进行适当的体育锻炼，如腹式呼吸、噘嘴呼吸、呼吸体操等，增强呼吸肌肌力。注意生活规律和丰富的饮食营养，以全面增强体力、减少复发及提高生活质量。

（2）家庭中长期氧疗，每日吸氧时间应超过 15 小时，可延长患者生存期。

（3）加强自身耐寒锻炼，感冒流行期不去公共场所。天气变化时注意增减衣服，避免感冒，减轻发病症状，减少入院次数。

七、肺结核

肺结核是由结核分枝杆菌感染肺组织所引起的慢性传染病。结核分枝杆菌主要通过呼吸道传播，在人体免疫力低下或大量毒力强的结核分枝杆菌侵袭时才发病。结核分枝杆菌感染人体后，类脂质能引起病变部位单核细胞增多及上皮样细胞和淋巴细胞浸润，形成结核结节。

主要临床表现为午后低热、夜间盗汗、消瘦、乏力、食欲不振、咳嗽及咯血等。

治疗肺结核以应用抗结核化学药物治疗（简称化疗）及营养支持为主要疗法。而用药又以早期、规律、全程、联合和适量为原则。

肺结核患者的护理如下：

1. 一般护理。为患者提供空气新鲜、阳光充足、安静的休养环境，给予高热能、高蛋白、多维生素的饮食，如牛奶、禽蛋、鱼肉、豆制品、新鲜蔬菜和水果等。每日测量体温 4 次，尤应注意午后的温度。鼓励患者多饮水，每日 3 000ml 左右。盗汗的患者做好皮肤护理，并及时更换床单及衣裤。

2. 症状的观察和护理。观察痰的颜色、有无血痰和咯血的征象。如发现痰中带血或咯血，及时通知医生，并留取痰标本送检。若痰菌检验结果阳性，应将患者转到结核病防治所治疗。其痰液应吐在纸上烧掉或吐在痰杯里用20%漂白粉溶液泡6～8h灭菌后处理。

3.药物治疗及副作用的观察和护理　在抗结核用药上要指导患者遵医嘱有规律地长期服药，严格掌握用药的剂量、方法及时间，观察副作用。常用抗结核药有链霉素、利福平、乙胺丁醇、异烟肼、吡嗪酰胺、对氨基水杨酸钠及卡那霉素等。这些药物的副作用分述如下：

（1）链霉素：一般为肌肉注射。当患者出现眩晕、耳鸣及听力减退时应及时报告医生，调整用药。

（2）利福平：空腹口服。尿液呈红色为正常现象。对肝肾有毒性损害。

（3）乙胺丁醇：口服。久用对视神经有损伤，患者常主诉视物模糊。早期改药，症状可恢复。

（4）异烟肼：口服。主要副作用是周围神经炎及肝功能异常。

（5）吡嗪酰胺：口服。副作用有关节痛，对肝毒性较大。

（6）对氨基水杨酸钠：避光静脉使用。副作用为严重的胃肠道反应及变态反应。

（7）卡那霉素：肌内注射使用。对第八对脑神经有损伤，患者可出现听力障碍及肾功能异常。

抗结核治疗是一个长期过程，一般需6～9个月或更长时间，应指导患者坚持按时服药、定期复查。

4. 健康教育

（1）加强心理咨询，掌握患者心理动态，告诉患者只要积极配合治疗，本病是可以治愈的。

（2）对患者及家属进行卫生宣传教育，普及结核病防治知识，养成不随地吐痰，有痰吐在纸上，然后焚烧的习惯。患者咳嗽、打喷嚏时应以手帕掩住口鼻，以防飞沫传播，并及时消毒手帕。食具应煮沸消毒10～15min，用过的被服、书籍在烈日下暴晒4～6小时灭菌。

（3）锻炼身体，增强机体的抵抗力与免疫力，一旦感染了结核菌，也可因强健的身体、良好的免疫功能将细菌消灭而不致发病。

（4）新生儿应接种卡介苗，以提高免疫力。

八、自发性气胸

当肺泡和脏层胸膜破裂，空气进入胸膜腔时称为气胸。常由慢性呼吸道疾病、胸部创伤、手术及胸腔穿刺等造成肺组织及脏层胸膜破裂，使原为负压的胸腔变为正压，因而不能维持肺的扩张并发生肺不张。

临床症状的轻重取决于气胸发生的急缓、积气量的多少及肺压缩的程度等。一般的轻症患者可无明显症状，仅稍感胸闷、憋气。而重症患者可有突发的胸痛和气急、发绀及大汗，患侧胸痛尖锐剧烈。

治疗原则为松解肺脏的压缩，解除气急，可用人工气胸器测压抽气或胸腔闭式引流持续排气；积极治疗原发病并预防并发症的发生。

气胸患者的护理如下：

1．一般护理　患者应卧床休息，取半卧位或患侧卧位，使健侧肺在上，缓解憋气症状。憋气严重时给予高流量鼻导管或面罩吸氧。给予高蛋白、高热能、多维生素的饮食，多食水果及蔬菜，并保持排便通畅，以免过度用力加重憋气症状，必要时给予缓泻剂。

2．胸腔闭式引流的护理一般肺压缩20%～30%，经休息、吸氧后可自行吸收；当肺压缩在20%～50%，可用气胸抽气机直接抽气；当肺压缩达50%以上时，应行胸腔闭式引流排气法。

（1）定时巡视，观察引流瓶中液体的颜色、性状，合并液气胸时应记录引流量。并观察排气情况，保持引流管的通畅。嘱患者轻轻咳嗽，可观察到管中液面的波动。

（2）患者床旁备好两把止血钳，在翻身、更换引流瓶液体时可应用两把止血钳将引流管夹闭，以免外界气体、液体逆流入胸腔，加重病情变化。

（3）水封瓶置于患侧床下，低于患者胸部，防止瓶中液体逆流，引起继发感染。

（4）手术伤口处每日更换敷料，每日用灭菌生理盐水更换引流瓶中的液体，避免感染发生。

（5）鼓励患者轻轻翻身活动，做深呼吸运动，适当咳嗽，以加速胸腔内气体排出，使肺尽早复张。

（6）如引流瓶中玻璃管末端连续无气泡排出，排除阻塞的因素外，提示肺已复张，可以先夹管，观察24小时以上，无气急等症状且胸片示肺已复张时可以拔管。

3．健康教育　自发性气胸好发于20～40岁较消瘦的青年人，应对这一类型的人加以指导。在活动中避免用力过猛、过快，如突然转身、剧烈咳嗽、打喷嚏、过度屏气或提重物等，并注意加强营养，增强体质，改变体型，以免诱发气胸。

九、阻塞性睡眠呼吸暂停综合征

睡眠呼吸暂停综合征（OSAS），是一种较为严重的睡眠呼吸紊乱，可导致机体形成低氧血症和高碳酸血症。

临床上将睡眠呼吸暂停综合征分为阻塞型、中枢型、混合型3种。中枢型发生的机制尚不清楚，可能与呼吸中枢反应低下或中枢神经系统呼气与吸气接通机制的异常有关；阻塞型除与上气道解剖异常有关外，也与上气道功能有密切关系。患者在睡眠时，位于咽括约肌水平的悬雍垂、腭咽或舌根松弛坠入咽后壁，阻塞气道导致呼吸暂停。

主要临床表现为睡眠时打鼾，夜间憋醒，白天嗜睡和困倦，严重者在吃饭、驾车、谈话、切菜时经常打瞌睡，智力减退，记忆力下降，体重增加等。

治疗原则为控制饮食，减轻体重；夜间使用持续正压通气方法（CPAP）治疗；外科手术治疗（悬雍垂软腭咽成形术）；气管切开等以解除气道阻塞，改善缺氧。

阻塞型睡眠呼吸暂停综合征患者的护理如下：

1．一般护理　指导患者睡眠时采取侧卧位，因平卧时软腭及舌根易阻塞气道。戒烟酒，因吸烟可使呼吸道黏膜抵抗力下降，降低肺功能，加重缺氧程度；酒精可抑制呼吸。

2．控制饮食　对过度肥胖而导致本病的患者应进行减肥治疗。因肥胖患者颈项粗短，气道狭窄，中枢对呼吸刺激反应低下，功能残气减少。当减轻体重5%～10%以上时，可减轻夜间呼吸暂停，提高血氧饱和度，改善症状。

（1）食用减肥饮食或低热能、低糖的膨化食品。

（2）养成良好的饮食习惯，不饮酒，不吸烟，睡前勿饱食等。

（3）增加运动量，消耗体内多余脂肪。

3．病情观察　睡眠呼吸暂停综合征是指每晚 7 小时睡眠中，每次发作呼吸暂停 10 秒以上，呼吸暂停反复发作在 30 次以上。所以，夜间应加强巡视，观察患者睡眠情况，如发现呼吸暂停时及时叫醒患者，以免因窒息缺氧导致猝死的发生。另外，夜间应持续监测患者血氧饱和度，定时测血气。日间为患者准备有扶手的靠背椅，并有专人守护，以免因打瞌睡摔倒受伤。

4．手术后护理。为防止睡眠时的上气道阻塞，可行悬雍垂软腭咽成形术。术后 4 小时口含冰块，以利止血止痛；嘱患者将唾液等吐在预先备好的弯盘中，以观察出血情况；术后第 1d 进冷流食，第 2d 进流食，第 3d 进半流食，第 4 日可进普食。另外，术后 3d，每日测体温 3 次，并观察伤口感染情况及伤口有无脓点等。

5．防止事故。确诊为阻塞性睡眠呼吸暂停综合征的患者，由于夜间睡眠质量不好，白天常常嗜睡和困倦，所以，职业为司机的患者应调离驾车岗位，严禁骑自行车，外出须有人陪伴。

6．向家属做好卫生宣教工作。夜间协助看护，及时叫醒患者。使用持续正压通气者应坚持睡眠时使用，并正确佩戴面罩，将头带系好，面罩罩住鼻或口鼻，不漏气。

十、成人呼吸窘迫综合征

成人呼吸窘迫综合征（ARDS），是指在致病因素的作用下，继发急性进行性呼吸窘迫和低氧血症。

成人呼吸窘迫综合征的病因很多，可由于各种感染、任何原因的休克、肺或胸部外伤、溺水、胰腺炎、药物中毒及长时间高浓度吸氧等，引起肺微循环障碍，肺间质和肺实质水肿，导致肺泡不张，肺顺应性降低，通气血流比例失调，最终发生严重缺氧和二氧化碳潴留。

临床表现为起病迅速，一般在原发病发生后1～2日内出现逐渐加剧的呼吸困难、喘憋、窘迫，继之循环衰竭、心率增速、血压下降，甚至死亡。

治疗原则为迅速纠正缺氧，提高吸入氧含量；积极治疗原发病；保持呼吸道通畅，必要时进行机械通气。

成人呼吸窘迫综合征患者的护理如下：

1. 一般护理。由于患者病情危重，应设专人护理。严密观察患者生命体征、意识和出入量的变化并准确记录，尤应重视每小时尿量的变化。当每小时尿量少于30ml，应警惕患者发生休克及肾功能衰竭，及时通知医生，给予相应处理。

对于清醒患者必须关心和照顾好生活所需，给予精神上的安慰和鼓励，出汗多时及时更换衣服及被褥。昏迷患者应做好生活护理，保持皮肤的清洁，用50%酒精按摩骨突处，防止褥疮发生。另外，还应做好口腔护理及外阴、肛周的清洁。

2. 氧疗。成人呼吸窘迫综合征表现为严重低氧血症，肺内分流增加，弥散能力下降，单纯吸高浓度氧已难以纠正缺氧状态，所以，在吸氧的同时辅以持续气道正压（CPAP）通气或配合机械通气，以改善缺氧的情况。吸氧时应注意吸氧管道、面罩的通畅，避免打折、受压或脱落。长期吸入高浓度氧应严密监测血气结果。避免氧中毒的发生。

3. 维持体液平衡。输液量应控制在适当水平。液体过少血容量不足，则心排血量减少，血液携氧能力下降，势必加重组织缺氧；输液过多，则可能加重肺水肿，使病情恶化。一般说，成人呼吸窘迫综合征患者的液体入量应稍小于出量，护士应严格掌握每小时液体的出入量。

4．营养支持疗法。由于各种原因（人工气道、昏迷、重度衰竭等），成人呼吸窘迫综合征患者多不能自主进食，再加上呼吸功能增加、继发感染等，其热能及营养往往严重缺乏。营养的补充以胃肠内为主，亦可采取静脉高营养。撤离机械通气期间应避免摄入过量糖类，以免增加二氧化碳产量及呼吸肌的负担。

5．呼吸道护理。及时清除呼吸道分泌物，保持呼吸道通畅，可行拍（叩背）、翻（翻身、体位引流）、吸（吸引器抽吸分泌物）、湿（雾化吸入和气管内滴入生理盐水）等措施。

行机械通气时，护理措施详见本节（十）“呼吸衰竭”的机械通气护理部分。

十一、支气管肺癌

支气管肺癌（以下简称肺癌）的病因至今未明，一般认为与吸烟和环境因素、慢性呼吸道疾病及遗传因素等有关。

癌细胞起源于支气管黏膜或腺体，向支气管腔内生长或沿支气管黏膜下蔓延，导致黏膜增粗变厚，管腔变窄，形成肿块。

临床表现为咳嗽、咯血或血痰、胸痛、发热、气急等。

治疗原则为手术治疗、化学治疗、放射治疗，并配合中医治疗。肺癌的预后较差，易复发及转移，应坚持早期发现、早期诊断、早期治疗的原则。

肺癌患者的护理如下：

1．一般护理。肺癌患者有明显气急、胸痛症状时，应取半卧位或患侧卧位休息。鼓励患者多进食高蛋白、高热能、多维生素、易消化的饮食，以增强抵抗力。

2．药物治疗及副作用的观察和护理

（1）严格掌握化学药物的用量、方法和药理作用，遵医嘱准确给药。由于化学药物静注时刺激血管，所以，应提高穿刺的成功率，并经常观察穿刺处皮肤有无红肿，误入皮下时应进行适当局部封闭治疗，防止局部组织坏死。

（2）治疗肺癌的主要化学药物有环磷酰胺、阿霉素、氨甲蝶呤、长春新碱、卡铂、顺铂、丝裂霉素等。其副作用主要有：胃肠道反应（恶心、呕吐）、骨髓抑制（白细胞下降、血小板减少）、脱发、口腔溃疡等。对各种副作用除对症处理外，还要监测血象（白细胞、血小板）的变化，严格执行无菌操作规程，采取保护性隔离，避免交叉感染。

3．健康教育

（1）对于确诊肺癌又无明显症状者，应坚持按时化疗、放疗，加强营养支持，保持乐观健康的心态，正确面对所患疾病，利用自身潜力战胜疾病。

（2）对于健康人群应加强卫生宣传教育，戒烟戒酒，避免各种诱因刺激，并锻炼身体以增强机体免疫能力。并定期进行集体体格检查及胸透，以期达到早期发现、早期治疗的目的。

第二节　循环系统疾病护理

一、急性心力衰竭

急性心力衰竭是指心脏在短时间内发生心肌收缩力明显减弱或心室负荷加重而出现的心排血量降低的临床表现。引发心肌收缩无力的任何急性弥漫性心肌损害，致使心脏压力负荷过重、排血受阻的急性机械性阻塞，以及急性容量负荷过重和急性心室舒张受限，都可以引起急性心力衰竭。临床以急性左心衰竭最常见，表现为急性肺水肿。

临床表现为起病急，突然出现呼吸困难、咳嗽、咳白色泡沫样或粉红色泡沫痰。同时伴有面色苍白、口唇发绀、大汗淋漓及烦躁不安。双肺可闻干、湿啰音或哮鸣音。心率增快。心尖部可听到奔马律，但有时被肺啰音掩盖。初期可有血压升高。

治疗原则为去除和纠正诱发因素，控制心力衰竭症状，应用强心、利尿、扩血管药物，减轻心脏前后负荷，促进心功能恢复。增强心肌收缩力，提高心排血量。解除支气管痉挛。给予氧疗、休息、限制钠盐的摄入也极为重要。

本节主要介绍急性左心衰竭患者的护理。

1．协助患者采取半卧位或坐位，双下肢下垂，以减少静脉回心血量，使膈肌下降，利于减轻心脏负担及呼吸困难。

为减少回心血量，也可用止血带轮流结扎四肢近端，每一肢体每次结扎 5 分钟，防止由于结扎过久引起动脉供血障碍发生坏疽。

2．给予高流量氧气吸入，吸氧方式可采用鼻导管、鼻塞、面罩吸氧或加压给氧。

（1）鼻导管或鼻塞吸氧：为保证氧疗效果，应注意氧气流量，鼻塞或鼻导管有无堵塞情况，每 8～12 小时更换到另一侧鼻孔。

为降低肺泡内泡沫的表面张力，使泡沫破裂，改善通气，提高血氧浓度，可使氧气通过 20%～35%酒精湿化瓶，但时间不宜过长，一般为间歇应用。

（2）面罩吸氧：适用于血氧分压明显降低，或同时有二氧化碳分压降低的患者，但意识清醒者多不能耐受，故仅限于暂时应用。

（3）加压给氧：适用于给氧后氧分压仍低于 6．67kPa 者。加压给氧不仅可以纠正缺氧，还可通过提高肺泡和胸腔内压力，减少肺泡内液体渗出和回心血量。使用时须注意压力不宜过大，以免损伤肺泡。应间歇使用，同时注意观察有无恶心、呕吐、干咳、胸骨后疼痛及抽搐等氧中毒症状。应在血气分析监测下给氧。

3．严密观察血压、心率、心律、呼吸及肺部啰音的改变情况，准确记录出入量。

4．应用氨茶碱静脉滴注时，配制液体量不宜过多，避免因放置时间过久药物分解变色而失效。滴注速度宜缓，浓度适当，如过快或用量过大，可引起低血压及休克，亦可引起心律失常。

应用血管扩张剂剂量要准确，严格掌握速度，同时监测血压变化。

应用强心药物的护理要点详见本节慢性充血性心力衰竭有关用药护理部分。

5．心功能低下患者应避免过度劳累、暴饮暴食及呼吸道感染等诱发因素。

对有心、肺疾患及年老的患者，在治疗过程中，应控制输液量及输液速度，避免心脏负荷过重而发生心衰。

二、慢性充血性心力衰竭

慢性充血性心力衰竭系指心功能不全、心排血量降低、不足以维持机体代谢需要而出现的一系列临床症状和体征的综合征。各种心血管疾病由于心脏长时间负荷过重、心肌受损及收缩力减弱，以及心室充盈受限都可导致心力衰竭。心功能不全常见的诱因有感染、过度劳累、心律失常、情绪激动、大量或快速输液、钠盐摄入过多、妊娠和分娩、贫血和出血、电解质紊乱，以及使用某些抑制心肌收缩力的药物。

临床表现有早期症状为呼吸困难、疲乏及无力。左心功能不全表现还有咳嗽、咳痰、咯血，还可因脑缺氧而出现嗜睡、烦躁、精神错乱等精神神经系统症状。

右心功能不全表现有颈静脉怒张、发绀、水肿、胸腔积液、腹水、肝大伴有压痛，以及消瘦、营养不良等。

应针对每例患者的病因、病情采取个体化治疗原则。去除和控制病因及诱发因素．限制活动，控制钠盐摄入，利尿，减少水钠在体内潴留。扩张血管，减轻心脏的容量及压力，增强心肌收缩力，提高心排血量，缓解症状。

慢性充血性心力衰竭患者的护理如下：

1．休息原则。心力衰竭一度患者可参加轻度活动，增加休息；二度患者则需限制活动，延长卧床休息时间；三度患者以绝对卧床休息为主。

2．卧床患者并发症的预防

（1）由于心力衰竭患者常伴有水肿、呼吸困难而表现强迫体位，患者不能活动或活动受限，加之缺氧、末梢循环差，极易发生褥疮，故应加强皮肤护理，预防褥疮。对伴有高度水肿患者，在保持皮肤清洁、干燥的同时，注意避免划破、摩擦等，保持皮肤的完整性，防止皮肤破溃、感染不愈。水肿较重的部位如会阴部，可用50％硫酸镁湿敷。

（2）长期卧床患者易发生下肢深静脉血栓，可每日按摩下肢，鼓励并协助患者在床上做主动或被动的肢体伸屈活动。尽量避免在下肢静脉输液。注意观察下肢皮温、颜色，有无肿胀和疼痛，如有变化，提示有血栓形成，应及时报告医生处理。同时，患者应绝对卧床，肢体抬高于心脏平面以上，避免大幅度活动、剧烈咳嗽和用力排便，以防栓子脱落而引起肺栓塞。

（3）卧床患者由于体位改变，活动量减少而出现便秘，因此应食入含纤维素较多的食品，多食蔬菜、水果，养成定时排便的习惯，必要时服用缓泻药物。

3. 用药护理

（1）应用利尿剂以清晨或上午为宜，以便日间利尿，防止夜间多次排尿影响睡眠。利尿期间应准确记录出入量，定期检查血液电解质水平，防止水、电解质失调。

（2）服用强心苷类药物前应观察心率、心律，静脉使用应稀释后缓慢推入，同时有专人观察心率、心律情况，指导用量。服用此类药物期间，如有不明原因的各种心律失常，尤其是室性期前收缩、黄视、绿视、头痛、嗜睡、食欲不振、恶心及呕吐等症状，应警惕为洋地黄中毒，需及时处理。如有条件可定期查血清地高辛浓度，当>2.0μg／ml时，提示有药物中毒的可能性。

（3）应用血管扩张剂前应测量血压、心率，用药过程中定时复查，酌情调整滴速。如出现不良反应，如胸闷、出汗、气急、脉速、血压下降、恶心及呕吐等，应通知医生减慢或停止注射。对口服血管扩张剂者，注意防止直立性低血压的发生，告诫患者服药后需卧床休息片刻，立起时动作需缓慢。静脉应用硝普钠或硝酸甘油时，应现用现配，先输注葡萄糖液体并调整好速度后再加入药物，避免输注。因硝酸甘油易粘附在塑料上，应避免使用塑料输液器具。快速心律失常、严重贫血、低血压及青光眼患者，应慎用硝酸甘油。

4. 饮食原则。限制钠盐的摄入，心功能Ⅲ级时，限制膳食含钠量为1.2g～1.8g，心功能Ⅳ级时，含钠量应小于1g。但限制过严可引起低钠血症。当合并稀释性低钠血症时，应限制水的摄入。另外，为避免增加心脏负担，需少量多餐，进食易消化的食物。

5.心理护理　患者常因病情反复而表现烦躁不安、紧张恐惧及悲观失望等，以致病情加重。因此，应帮助患者认识本病的特点，教会患者自我护理的方法，介绍如何预防呼吸道感染、避免过度劳累及饮食原则等。多给予患者鼓励和支持，讲明心理因素对疾病的影响，稳定患者情绪，增强治疗信心。

三、风湿热

风湿热是一种以心脏和关节最易受累的全身性结缔组织疾病。病因目前尚不明了，研究发现本病与咽部A族乙型溶血性链球菌感染引起的免疫反应有关。初发年龄多为5-15岁少年儿童。

临床表现有发热，可出现皮肤环形红斑和皮下结节，关节痛多为游走性、多发性、对称性，常侵犯膝、踝、肘和腕等大关节。心肌炎，轻者可无明显症状，重者可感心慌、气短、心前区不适。同时，可出现窦性心动过速、心音减弱、心脏杂音、心包积液、心包摩擦音等体征。女性患者还易出现舞蹈症。

本病患者多在患病前1～3周有上呼吸道感染史，或既往有风湿热或风心病史。

治疗原则为控制感染，首选青霉素。儿童可坚持应用长效青霉素到成年。如有青霉素过敏可改用红霉素。

抗风湿治疗可应用非甾体抗炎药物。有心脏炎者，可使用糖皮质激素治疗。

风湿热患者的护理如下：

1．一般护理

（1）心理卫生与保健：本病反复发作，病程长，故患者易急躁、焦虑、失去信心，甚至悲观失望。应多给予安慰、鼓励，使其增强信心，配合治疗。讲解有关保健知识，如防寒避潮，坚持锻炼，增强体质；预防风湿热的反复发作；反复感染的扁桃体需手术摘除等，使患者增强自我保健的意识与能力。

（2）卧床休息：无心脏炎者需卧床休息2～3周，有心脏炎者需卧床休息至风湿活动消失，实验室检查正常后，方可逐渐活动。

（3）饮食护理：给予高蛋白、高热能、多维生素、易消化饮食。如有心功能不全者，可视病情适当限制钠盐摄入。

2. 用药观察与护理。本病需长时间应用抗生素，使用青霉素治疗时，应注意用药前做变态反应试验，对试验阴性者在用药期间亦应观察有无迟发变态反应。

应用水杨酸钠药物，需饭后服用，必要时加服氢氧化铝凝胶。同时，注意掌握剂量，观察有无耳鸣、头痛、头晕、消化道出血等不良反应。注意观察尿、便颜色，定期复查粪便隐血及血象。

四、风湿性心瓣膜病

风湿性心瓣膜病是风湿性心瓣膜炎遗留的瓣膜病变，瓣膜粘连、增厚、变硬、缩短，或伴有乳头肌、腱索的粘连、缩短，引起瓣膜口狭窄或关闭不全。任何心瓣膜都可受累，但以二尖瓣最为多见，其次为主动脉瓣，三尖瓣，肺动脉瓣受累较少见。

心瓣膜病变轻者均无明显症状。二尖瓣狭窄，在心尖区可闻舒张期杂音，随病情加重可表现劳力性呼吸困难，咳嗽，痰中带血，甚至咯血，声音嘶哑。当出现情绪激动、剧烈活动、肺部感染及快速心律失常等诱因时，可发生急性肺水肿。由于肺部长期淤血，最终导致右心衰竭。

二尖瓣关闭不全者，在心尖区可闻及典型收缩期杂音，同时，可感乏力、气短、心慌、劳力性呼吸困难。

主动脉瓣狭窄者，在主动脉瓣区闻及收缩期杂音，可有眩晕、晕厥、心绞痛等症状，甚至引起猝死。

主动脉瓣关闭不全者，在主动脉瓣区闻及舒张期杂音，可表现气短、心悸、心绞痛、头晕等症状。

治疗原则为有手术指征者应及时手术，避免贻误手术时机。单纯二尖瓣狭窄可行经皮球囊导管二尖瓣分离术；病变严重者，可行瓣膜置换术。有快速心房颤动者，使用地高辛等药物控制心室率。应用抗凝药物治疗，以防止心腔内血栓形成。

风湿性心瓣膜病患者的护理如下：

1．一般护理。根据心功能的情况，合理安排休息、活动及饮食。轻者避免重体力劳动，注意劳逸结合。中、重度患者则需限制活动或卧床休息。

2．并发症的观察与护理。并发房颤者，在抗凝治疗中，应密切观察皮肤、黏膜和消化道有无出血，定期检查出凝血时间、凝血酶原时间及活动度。

并发心力衰竭者的护理参见本节慢性心力衰竭有关内容。

心腔内有血栓者，早期2～3周应卧床休息。血栓脆性降低、纤维化后，可逐渐适量活动。同时，应保持大便通畅，必要时服用缓泻剂，防止排便时过分用力，致血栓脱落，发生意外。当突然出现偏瘫、失语、剧烈腹痛、肢体麻木、疼痛、皮肤暗紫、皮温下降、血管搏动消失等症状时，应考虑血栓脱落引起栓塞的可能，立即通知医生并协助救治。

主动脉瓣狭窄的患者，一旦症状出现，则病情日趋恶化，患者需限制活动量。外出时应有人陪伴，并随身携带硝酸甘油等抢救药物。

五、原发性高血压病

高血压是以体循环动脉血压升高为主的临床综合征，可分为原发性和继发性两大类。继发性高血压往往是某种疾病的一种临床表现，常见病因有肾动脉狭窄、肾实质病变、大动脉炎及嗜铬细胞瘤等。

原发性高血压亦称原发性高血压病，病因尚未明了，一般认为与家族遗传、长期从事精神紧张的脑力劳动、高钠饮食、年龄增长及肥胖等因素有关。

原发性高血压起病缓慢，早期多无自觉症状，可因劳累、情绪激动等因素引起发作性血压增高，有时可有头晕、头痛、耳鸣、眼花、失眠、健忘等症状。症状与血压水平未必一致。随病情进展，血压持续升高，可出现眼底、心脏、肾脏、脑的损害，眼底视网膜动脉硬化、出血、渗出，视盘水肿，患者视物模糊，甚至失明。心脏损害表现为左心室肥厚、扩大，代偿期可有心悸症状；失代偿期可表现为左心衰竭，甚至全心衰竭。肾脏损害表现为肾动脉硬化，肾功能降低，尿常规检查可出现蛋白、管型等。患者表现初始为夜尿增多，晚期可有尿毒症表现。脑损害严重者可发生颅内出血或脑血栓。

部分高血压患者，可在短期内发生血压急剧增高，常伴有心、脑、肾功能障碍。属于高血压急症，临床上可分为：

1. 恶性高血压。病情进展迅速，舒张压持续在 17.3kPa（130mmHg）以上，常于数月到 1 年内出现严重的并发症。如不及时治疗，预后不佳，可死于肾功能衰竭、脑卒中及心力衰竭。

2. 高血压危象。在短期内血压急剧升高，收缩压可高达 34.6kPa(260mmHg)、舒张压可达 15.9kPa（120mmHg）以上，出现头痛、烦躁、呕吐、面色苍白或潮红、视物模糊等一系列临床症状。可出现急性左心衰竭、急性肾功能衰竭及高血压脑病，危及患者生命。

3. 高血压脑病。在血压突然或短期内明显增高的同时，出现中枢神经系统功能障碍，如脑水肿、颅内压增高，表现为剧烈头痛、呕吐、抽搐、意识不清及昏迷等。

治疗原则为调整大脑皮质功能，避免精神紧张及情绪激动，去除加重大脑皮质功能失调的因素，保证足够的睡眠，加强体育锻炼。

预防动脉硬化，保护心、脑、肾等重要器官的功能，限制饮食及钠盐的摄入，控制体重。

降低血压，减轻症状，延缓病情发展，预防和治疗并发症。

原发性高血压病患者的护理如下：

1．保证合理的休息、睡眠，避免劳累。提倡适当的体育活动，尤其对心率偏快的轻度高血压患者，进行有氧代谢运动效果较好，如骑自行车、跑步、做体操及打太极拳等，但需注意劳逸结合，避免时间过长的剧烈活动。对自主神经功能紊乱者可适当使用镇静剂。严重的高血压患者应卧床休息，高血压危象者则应绝对卧床。

2．心理护理。患者多表现有易激动、焦虑及抑郁等心理特点，而精神紧张、情绪激动、不良刺激等因素均与本病密切相关。因此，医务人员对待患者应耐心、亲切、和蔼、周到。根据患者特点，有针对性地进行心理疏导。同时，做好卫生宣传教育工作，使其掌握预防保健的基本知识，了解控制血压的重要性，指导患者训练自我控制的能力，参与自身治疗护理方案的制订和实施。教会患者及家属测量血压的正确方法；指导患者坚持服药，定期复查。

3．饮食护理。应选用低盐、低热能、低脂、低胆固醇的清淡易消化饮食。鼓励患者多食水果、蔬菜，戒烟，控制饮酒、咖啡、浓茶等刺激性饮料。对服用排钾利尿剂的患者应注意补充含钾高的食物如蘑菇、香蕉、橘子等。肥胖者应限制热能摄入，控制体重在理想范围之内。

4．病情观察。对血压持续增高的患者，应每日测量血压 2～3 次，并做好记录，必要时测立、坐、卧位血压，掌握血压变化规律。如血压波动过大，要警惕脑出血的发生。如在血压急剧增高的同时，出现头痛、视物模糊、恶心、呕吐、抽搐等症状，应考虑高血压脑病的发生。如出现端坐呼吸、喘憋、发绀、咳粉红色泡沫痰等，应考虑急性左心衰竭的发生。出现上述各种表现时均应立即报告医生，进行抢救处理。

5．用药护理。服用降压药应从小剂量开始，逐渐加量。同时，密切观察疗效，如血压下降过快，应调整药物剂量。在血压长期控制稳定后，可按医嘱逐渐减量，不得随意停药。

某些降压药物如哌唑嗪、胍乙啶等，可引起直立性低血压，嘱患者服药后卧床 2～3h，必要时协助患者起床，待其坐起片刻，无异常后，方可下床活动。同时，告诫患者变换体位时动作应缓慢，以免发生意外。

有些降压药，如肼屈嗪、长压啶、胍乙啶等可引起水钠潴留。因此，需每日测体重，准确记录出入量，观察水肿情况，注意保持出入量的平衡。

6．高血压危象及脑病患者的护理。 一旦发生危象或脑病，应迅速建立静脉通道，静滴速效降压药物，或含服硝苯地平。对持续抽搐患者，护士应守护在患者身旁，去除口腔内假牙，安放牙垫，以防咬伤舌头。及时吸痰，保持呼吸道通畅。对意识不清、烦躁不安者需加床档，防止坠床。

六、高脂血症

高脂血症是指脂质摄入量过多或脂质运转代谢紊乱，使血浆胆固醇、甘油三酯超过正常限值的疾病。由于脂质不溶于水，在血浆中必须与蛋白质结合成脂蛋白才能随血液周身运转，因此高脂血症常表现为高脂蛋白血症。主要病因有膳食不当、遗传、肥胖、吸烟、缺乏运动、高血压、糖尿病、甲状腺功能减退及肾病综合征。

部分患者有家族史，四肢肌腱部位脂质沉积形成的结节状肿胀-腱肉瘤，双侧眼睑内侧缘、耳垂、手掌及四肢部位脂质堆积形成的黄色皮肤赘生物-黄色瘤，迅速发展的动脉硬化导致冠心病，血浆乳糜微粒大量堆积导致发作性腹痛，甚至胰腺炎和肝脾肿大。有些患者仅血脂异常，没有异常临床表现。

治疗原则为控制饮食及针对不同类型的高脂蛋白血症，给予相应的膳食治疗。治疗及控制原发疾病。减少导致动脉粥样硬化的危险因素。对控制饮食及膳食治疗无效、冠心病及动脉粥样硬化的患者可应用降脂药物治疗。

高脂血症患者的护理如下：

1. 一般护理。日常生活中要减肥、戒烟、不饮烈性酒、控制血糖及血压。脑力劳动者要坚持适量的运动和体力劳动。饮食上要控制总热能维持理想体重。限制胆固醇摄入量在每 300mg 以内，限制动物脂肪摄入量，蛋白质可由瘦肉、去皮禽类、海鱼等提供，并用大豆及其制品代替部分动物蛋白，少食甜食，增加膳食纤维及含维生素 C 的食物。

2. 病情观察。由于限制饮食中脂肪、胆固醇及糖类，可引起某些脂溶性维生素、铁质及维生素 B_1 的不足，如维生素 A 缺乏可致眼干燥症、夜盲症；维生素 D 缺乏可致佝偻病、软骨病；维生素 E 缺乏可致生殖系统发育不良、肌肉营养障碍；维生素 K 缺乏可致出血倾向；维生素 B_1 缺乏可致脚气病；铁质缺乏可致缺铁性贫血，因此要针对病情及时给予补充。

3. 药物疗效观察。应用降脂药物可降低胆固醇及甘油三酯，降低极低密度及低密度脂蛋白，增加高密度脂蛋白。但目前没有一种药物能对所有脂质紊乱均有效，而且长期服用都具有一定的副作用，如洁脂在降低总胆固醇、降低极低密度及低密度脂蛋白、增加高密度脂蛋白的同时，可有肌痛、乏力、肝损害、腹痛、肠胀气等副作用；辛伐他汀在降低甘油三酯、提高高密度脂蛋白、减低总胆固醇的同时，可有胃肠道反应。因此，服用降脂药物的患者要了解所服药物的副作用，定期到医院复查血脂水平及监测血常规、肝肾功能、血糖及血尿酸指标。在应用降脂药物治疗的同时，也要做好膳食的配合治疗。

4．健康教育。使患者了解高脂蛋白血症是导致动脉粥样硬化的主要因素，控制饮食及膳食治疗比药物治疗安全、有效，切实可行。注意消除生活中不良因素。有家族史和双亲患有高脂蛋白血症的家庭最好从儿童期就开始做好预防工作，定期检测血脂水平，防患于未然。

七、感染性心内膜炎

血液中的细菌、真菌和立克次体等病原微生物黏附在粗糙不平的心内膜、心瓣膜及大动脉内膜上形成赘生物。赘生物易碎，易脱落成带菌栓子随血液播散到机体各部位，导致栓塞或脓肿。主要原因有风湿性心脏病、先天性血管疾病、二尖瓣脱垂、瓣膜退行性病变、肥厚性心肌病、心脏手术、心导管术、长期应用激素或抗生素、拔牙及吸毒。

急性患者临床表现有感染灶，起病急，中毒症状重。感染性心内膜炎患者主要表现有发热、进行性贫血、栓塞、皮肤淤点；手指及足趾末端掌面有紫红色微隆起的压痛结节-欧氏结节，手掌及足底部位的无压痛小结节-詹恩威结节；甲床下有条纹状出血并压之疼痛；充血性心力衰竭。

治疗为经血培养及细菌药敏检验后，选择有效的杀菌性抗生素。早期足量联合应用 4～6 周，停药观察两个月，复发者应加大抗生素剂量或改换抗生素，联合用药和延长疗程时间继续治疗。对长期高热、贫血的患者予以支持疗法，增强机体抵抗力。瓣膜病变严重，导致血流动力学障碍的患者及感染不易控制的患者，可择期手术治疗。

感染性心内膜炎患者的护理如下：

1．一般护理。治疗期间尽量卧床休息，保持大便通畅，勿用力，必要时应用缓泻剂，减少栓子脱落机会。长期高热及贫血患者宜选用高热能、高蛋白质、多维生素和易消化的饮食。心功能不全患者应限制钠盐摄入量。

2．病情观察。注意观察有无栓塞症状，如脑栓塞可出现头痛、偏瘫和失语；肺栓塞可突然发生胸痛、气促、发绀和咯血；冠状动脉栓塞可突然出现胸痛、休克、心力衰竭和心律失常等心肌梗死症状。观察有无口腔黏膜、眼结膜及前胸部皮肤的淤血点。抽取血培养要注意选择患者寒战体温骤升时，可获阳性结果。至少 2 次同样阳性结果，对诊断治疗有帮助。阴性结果也不能除外本病的存在。

3．药物治疗效果观察。长期大量联合应用杀菌抗生素，要观察肠道菌群失调引起的腹泻症状，复查肝、肾功能。抗生素药物应现用现配，并观测用药后体温变化曲线。

4．健康教育。 患者住院治疗时间长，在病情不易控制的情况下，要取得患者的信任，使其了解疾病特点及治疗检查目的，增强其信心和参与意识，争取早日康复。

八、冠状动脉粥样硬化性心脏病

冠状动脉的粥样硬化和血管痉挛使血管腔狭窄、闭塞，导致心肌缺血、缺氧、损伤和坏死的心脏病。主要病因有高脂血症、高血压、吸烟、缺乏运动及过度疲劳。

临床上有剧烈的胸骨后疼痛、血清心肌酶增高和动态心电图改变的心肌梗死表现，进而发生心力衰竭、心律失常和心搏骤停。

治疗原则为控制导致冠心病的危险因素。应用心血管药物。介入性治疗有冠状动脉造影及冠状动脉腔内成形术。心肌梗死发病 12 小时内无溶栓禁忌证者可采用溶栓疗法。有手术指征者可行冠状动脉搭桥术。

冠心病患者的护理如下：

1．一般护理。日常生活中应避免诱因，如吸烟、饮烈性酒、激动、生气、劳累、不适当运动、血压高且不易控制等。进食宜清淡易消化，不要暴饮暴食。冠心病发作时应卧床休息，遵医嘱及时服药。

2．病情观察。心绞痛发作时，含服速效救心丸或硝酸甘油后可缓解；不缓解者应观察心电图动态改变。心肌梗死患者要注意胸痛缓解时间、血清心肌酶变化及心电图 ST 段回落情况。心源性休克患者可出现面色苍白、四肢湿冷、意识改变、心率增快、血压下降及尿少等，要配合医生给予扩充血容量及升压等治疗。心力衰竭患者可突然出现呼吸困难或原有呼吸困难加重，不能平卧，憋喘，咳嗽，咳痰。血氧饱和度降低及其他血气指标不正常，肺部有湿啰音等，要配合医生给予强心利尿剂治疗。心律失常患者可出现室性心律失常、房性心律失常、窦性心律失常及传导阻滞，要及时发现，遵医嘱给药并观察疗效。

3．药物疗效观察。应用硝酸甘油扩张冠状动脉治疗时，要观察输液速度及胸闷胸痛症状缓解情况；有些患者可出现头痛或血压偏低等现象。应用利多卡因治疗室性心律失常时，要注意输液速度，少数患者可出现意识障碍、烦躁等精神症状，停药后精神症状很快消失。溶栓治疗的患者可出现寒战、发热、皮疹及出血等变态反应；溶栓成功血管再通时，患者用药2小时内可出现胸痛突然缓解，心电图抬高的ST段回落50%以上，短暂的一过性的心律失常（即再灌注心律失常），血清心肌酶升高的峰值前移。

4．冠状动脉造影患者。术后卧床24h，观察穿刺部位渗血、血肿情况。观察患侧肢体感觉、皮肤温度、色泽及足背动脉搏动情况，防止血栓栓塞。观察血清心肌酶、心电图情况，防止造影导致心肌梗死。鼓励患者多饮水，尽快将造影剂排出。

5．健康教育。冠心病的高危因素中动脉硬化与高脂血症关系密切。要指导患者控制饮食，限制胆固醇及动物脂肪的摄入。有家族史的患者应定期查血脂水平，做好预防工作。嘱患者按医生要求服药，不得随意增减药物。服药不能控制症状时，应及时到医院诊治，以免耽误时机。不论自我感觉如何，一定要定期到医院随诊。

九、心肌炎

心肌炎是指由于理化因素、毒素及免疫反应所引起的心肌局限性或弥漫性炎性病变。主要病因为发病前1～4周有上呼吸道感染史。

发病前1～4周有上呼吸道感染史。临床表现有发热、与发热不相称的窦性心动过速、气短、心脏扩大及胸痛。轻者可无明显症状，重者可出现心源性休克、心力衰竭、心律失常甚至猝死。

治疗原则为卧床休息及药物治疗，应用改善心肌细胞营养、代谢及调节细胞免疫功能的药物；应用抗生素控制和防止感染。积极治疗原发疾病和出现的并发症。

心肌炎患者的护理如下：

1．一般护理。早期无并发症的患者，卧床休息到症状消失及心电图恢复正常，这对今后的生活很重要。有并发症的患者，要延长卧床休息时间，以控制心脏扩大及病情发展。

2．病情观察。卧床休息有助于病情控制，预防并发症的发生。如患者出现突然不能平卧、心慌、气短、憋气、咳嗽、咳痰及心率快，要考虑急性左心衰竭，尽快通知医生，并遵医嘱应用强心利尿剂治疗。

3．观察药物疗效。心肌炎患者对洋地黄耐受性降低，因此对心衰患者应用洋地黄药物治疗时要密切观察有无中毒症状。观察心律失常患者用药后症状改善情况，及时配合医生抢救治疗。

4.健康教育　卧床休息时间较长使患者易产生悲观情绪,对治疗信心不足。要告诉患者此病的危害,讲明卧床休息的重要性,指导患者合理安排作息时间,可适当看书，与他人聊天，听音乐等。指导患者按时服药及进餐。帮助患者了解疾病转归知识，使其主动参与治疗和自身护理。

十、心肌病

心肌病迄今病因不明，考虑与遗传、自身免疫和代谢紊乱有关。劳累、感染和毒素常为诱发因素。

临床表现主要有心脏扩大、心力衰竭、心律失常及栓塞。限制型心肌病早期可有嗜酸粒细胞增多、发热及淋巴结肿大。

治疗原则一般为采用强心、利尿、改善心肌能量代谢的药物治疗。严重扩张型心肌病患者可行心脏移植；肥厚型心肌病须慎用强心剂，严重者可手术切除肥厚心肌；限制型心肌病除对症治疗外，还可采用手术方法剥离纤维增生组织。

心肌病患者的护理如下：

1．一般护理。心肌病以年轻人多见，易反复，预后差。应鼓励患者适量运动，增强机体抵抗力。饮食宜清淡、富含营养、易消化吸收。心力衰竭时应限制钠盐摄入量。

2．病情观察。心力衰竭患者给予吸氧，监测血氧、心率、呼吸及血压变化。定时复查血气指标，调节氧流量及浓度。在应用利尿剂情况下，及时复查电解质，要准确记录出入量，观察水肿状况及肺部啰音情况，判断治疗效果。心律失常患者易发生猝死，要密切观察病情变化，配合医生抢救。注意预防便秘，嘱患者排便勿用力，以免诱发心衰、栓塞及猝死。观察有无动脉栓塞表现，及时发现并配合医生实施抗凝治疗。抗凝治疗中注意观察有无出血倾向。

3．用药观察。应用强心剂治疗的患者，要定时复查血药浓度，观察有无中毒症状。应用利尿剂应防止电解质紊乱。

十一、心包炎

心包炎是由多种病因造成的心包膜脏层和壁层的炎性病变。有急性和慢性之分。急性心包炎分为感染性、非感染性、过敏或自身免疫有关的 3 大类。慢性心包炎一般由急性心包炎发展转变而来，可出现不同程度的粘连、缩窄、心包积液和心脏压塞而影响心脏功能。

临床主要表现有胸痛，可随呼吸、咳嗽、体位改变而加剧，干咳，心包摩擦音，心电图 ST—T 特征性变化，以及发热、倦怠、头晕等非特征性表现。转为慢性以后可表现有易疲劳、消瘦、劳力性呼吸困难、肝大、腹水、水肿及心包叩击音等。

治疗原则为积极查找原发病，治疗原发病。卧床休息，保证营养，对症治疗。有心包积液时行心包穿刺放液。化脓性心包炎应用抗生素治疗。缩窄性心包炎尽早行心包剥离术。

心包炎患者的护理如下：

1. 急性心包炎患者在发热、胸痛症状未消失前应卧床休息。发热患者定时观察体温变化。高热患者给予温水或酒精擦浴；无效时遵医嘱应用退热剂，并观察降温效果。大汗患者注意防止感冒、虚脱，并及时更换衣服，协助患者多饮水。

2. 观察心脏压塞症状。患者突然出现呼吸困难加重、烦躁、静脉压上升、血压下降、心搏减弱症状时，应立即采取半卧位，给予吸氧，配合医生抢救，进行心包穿刺引流。

3. 进行心包积液引流的患者，要观察引流管的位置是否移动及脱开，伤口部位有无渗液或感染，引流液的量和性质。保持引流管的通畅，记录引流量。遵医嘱应用抗生素并注意观察用药效果。

第三节 消化系统疾病护理

一、消化性溃疡

消化性溃疡是一种常见的慢性胃肠道疾病，通常指发生在胃或十二指肠的溃疡。病因复杂，主要是因胃和十二指肠黏膜的损害因素与黏膜自身防御因素之间失去平衡所致。损害因素有：胃酸、胃蛋白酶、胆盐、药物及微生物等；胃肠自身保护因素有：黏膜屏障、黏膜血流量、黏膜细胞更新及前列腺素 E 的抑酸分泌作用等。其他还与遗传因素、幽门螺杆菌感染、吸烟、饮食习惯及精神因素有关。

典型溃疡病的临床表现为节律和周期性疼痛，与进食有关，十二指肠溃疡疼痛部位在中上腹偏右，疼痛出现在两餐之间和午夜；胃溃疡疼痛部位在中上腹偏左，疼痛一般在餐后1小时。其他症状有：反酸、嗳气、恶心、呕吐、食欲减退，病程迁延可致消瘦、贫血、失眠、心悸及头晕等症状。

治疗原则是减少胃酸分泌，加强胃、十二指肠黏膜的防御能力，缓解症状，促进溃疡愈合，预防并发症，防止复发。

消化性溃疡患者的护理如下：

1．一般护理。溃疡病患者应避免劳累和精神紧张，要求生活规律，保持乐观情绪，注意睡眠和休息；养成良好的饮食习惯，采用定时、少量多餐、逐渐增加饮食的原则，忌食刺激胃酸分泌的酸辣、生冷、油炸食物和咖啡等，禁烟戒酒。

2．并发症的观察和护理

（1）出血：上消化道出血是消化性溃疡常见的并发症，出血前可有疼痛加重，出血后疼痛减轻或消失，其原因是胃酸被血液稀释、中和。溃疡出血的临床表现取决于出血的速度和量，出血量在50ml～100ml时，临床即可出现黑便；出血量在1000ml以上影响循环功能；而快速出血在1500ml以上时，会出现休克症状，即脉细速、收缩压低于10.6kPa，皮肤湿冷、苍白、呼吸浅促、口渴、焦躁不安。因肾血流灌注不足出现少尿，细胞缺氧出现代谢性酸中毒。此时，应绝对卧床休息，观测血压、脉搏及呼吸，详细记录病情、出血量和性状，迅速建立静脉通道，保证各种有效治疗措施及时、准确进行，如输血、输液、升压及止血等。做好口腔护理，呕血后及时漱口，更换被血污染的衣物，消除不良刺激因素。出血量少可进少量冷流食以中和胃酸，按时服用止血药。严重出血保守治疗无效时，应做好手术前准备，并做好安慰和解释工作。

（2）穿孔：溃疡深达肌层、浆膜层可发生穿孔，出现急性弥漫性腹膜炎，突然有剧烈腹痛，腹肌呈板状，伴明显压痛、反跳痛，肝浊音界消失，恶心，呕吐，面色苍白，脉细速，血压下降。要认真听取患者主诉，协助医生给予禁食、补液、配血，做好手术准备。

（3）幽门梗阻：典型症状是上腹饱胀，餐后加重，吐有酸臭味的隔餐或隔夜食物，吐后症状缓解。查体上腹饱满，有胃型和振水声。症状轻者可进流食，重症者禁食、补液。每晚洗胃或胃肠减压。此时注意补充足量的水、电解质，维持体内酸碱平衡。对胃肠减压患者要观察和掌握负压吸引力，不可因负压过大损伤黏膜造成出血。对长时间呕吐、禁食、洗胃或胃肠减压的患者要加强口腔护理，预防口腔和呼吸道并发症，严格记录 24 小时出入量。经内科治疗效果不佳应做好手术准备。

3．指导患者合理用药。护士应熟悉掌握所用药物的药理作用和副作用，督促患者按时服用。抑酸剂应在餐后 1～2 小时研碎服，胃动力药应餐前 15～30 分钟服，且不宜与抗胆碱能药同服，以免影响药效。硫糖铝和复方铋剂需在酸性环境中才能发挥作用，故应空腹服，若与 H^2 受体拮抗剂同用，要提前 30 分钟给药。H^2-受体拮抗剂及质子泵抑制剂有较强的抑酸作用，是治疗溃疡病的主要药物。为抑制夜间胃酸分泌高峰，睡前应加服 1 次。清除幽门螺杆菌，可以降低溃疡病的复发率，所以对幽门螺杆菌阳性的患者应该同时进行杀菌治疗。

二、克罗恩病

克罗恩病是一种原因不明的胃肠道非特异性、肉芽肿性全肠壁炎。病变多发生在回肠末端和邻近的结肠，也可侵犯肠道的任何部位，呈节段性分布。病因不明，可能与感染、免疫反应、遗传及精神因素有关。

本病发病隐匿，病程较长，反复发作，青壮年多见。病情轻重与病变部位、程度有关。主要表现为痉挛性的右下腹及脐周疼痛，排便后缓解；大部分患者病变早期有间歇发作性腹泻，后期为持续性，大便呈糊状无黏液、脓血；因肠道炎症或继发感染可致发热；溃疡穿孔引发内瘘、外瘘、窦道、脓肿是常见表现。因为是慢性病程，还可见消瘦、贫血、低蛋白血症、营养不良及青少年发育迟缓等。

目前对克罗恩病尚无根治措施，一般采用糖皮质激素及支持疗法。给予要素饮食或静脉高营养，纠正代谢紊乱，改善贫血和低蛋白血症。对症治疗包括解痉、止痛、止泻、控制继发感染和治疗并发症。

克罗恩病患者的护理如下：

1．一般护理。病情活动期须卧床休息，饮食应给高热能、多维生素、易消化、无刺激的食物。重症者禁食，给予胃肠外高营养治疗，注意水、电解质、微量元素的补充，根据病情逐步过渡到要素饮食。注意口腔护理。对于发热、腹痛、腹泻的患者，注意降温、止痛处理。做好频繁腹泻患者的肛周护理，即以温水清洗、软布擦拭，局部外涂氧化锌软膏或鞣酸软膏，起到减少刺激、消炎、收敛的作用。密切观察大便的性状、量和出血情况，必要时做细菌培养，做好详细记录。本病病程迁延，预后不佳，影响生活质量，患者可产生焦虑心理，应关心、体贴患者，满足其基本生活需求，鼓励其治疗疾病的信心。

2．症状及并发症的观察和护理

（1）腹痛：注意疼痛的性质和伴随症状，持续腹痛伴明显压痛者提示病变侵犯腹膜或脓肿形成；腹痛伴腹胀并出现肠型可因部分或完全性肠梗阻引起；

腹痛加剧伴腹肌紧张要警惕急性肠穿孔的可能。应注意听取患者主诉，及时配合医生进行相应的处理。有手术适应证时要做好必要的术前准备。

（2）出血：病变累及十二指肠，可出现上消化道大量出血和黑便；累及直肠、肛门时粪便带鲜血；隐匿、慢性、少量多次出血可致缺铁性贫血。应密切观察出血情况，注意追查大便隐血，观察血压变化。

（3）瘘管形成是本病一大特点，内瘘可在肠段或脏器间形成；外瘘可通向腹壁和肛周；也可形成肛周与直肠脓肿；粪质与肠液自瘘管溢出，引起水电解质紊乱、酸碱平衡失调和营养物质的丢失，肠瘘通向的组织、器官因粪便污染而继发感染。护理中要加强对肠瘘周围皮肤的护理，及时吸尽外溢的粪质及肠液，清洁瘘口周围皮肤，并擦氧化锌软膏加以保护，保持局部的清洁干燥，及时准确地用药控制感染和其他并发症。

3. 药物疗效和副作用的观察和护理

（1）治疗本病常用的消炎药为柳酸偶氮磺胺吡啶，药物副作用有恶心、呕吐、皮疹，偶致骨髓抑制及男性精子减少，并影响叶酸的吸收，故用药时注意追查血象，适量补充叶酸。

（2）为抑制免疫反应，控制炎症及减轻中毒症状，常用糖皮质激素治疗，给药途径可口服、静脉或灌肠。注意严格执行医嘱，准量、准时用药，不可随意加减。副作用有出血、感染、高血糖、高血压及钙磷代谢紊乱等。护理工作中应严格执行无菌操作原则，防止医源性感染。如应用硫唑嘌呤、巯嘌呤治疗，应注意有无胃肠道反应、肝功能异常、白细胞减少及骨髓抑制表现等。

三、溃疡性结肠炎

溃疡性结肠炎属非特异性炎性肠病，主要是发生在直肠、结肠黏膜层的炎症。病因不清，可能与自身免疫、感染、遗传、食物过敏、精神及神经因素有关。

本病多数起病缓慢，因肠黏膜充血、水肿、出血、溃疡致腹泻，大便为黏液脓血便，便次可为数次至20次不等；重症可排血水或全部脓血便。病变累及直肠可有里急后重。痉挛性的左侧或下腹部疼痛为另一重要症状，可于排便后缓解。其他症状有发热、消瘦、贫血、恶心、呕吐、食欲不振、腹胀及乏力等。肠外症状有关节痛、虹膜炎及结节性红斑。

治疗原则主要为内科治疗，控制急性发作，缓解症状，减少复发，防止并发症。

溃疡性结肠炎患者的护理如下：

1．一般护理。病情活动期应卧床休息，以减少肠蠕动、肠痉挛和热能消耗，病情好转可逐渐增加活动。给予营养丰富、易消化、少纤维素的软食，忌冷食与吸烟，避免进食可引起过敏的牛奶和乳制品，急性发作期应禁食或进流食。为使肠道充分休息可行胃肠外高营养治疗。情绪紧张、焦虑可使症状加重，应创造安静舒适的休养条件，保证充足的睡眠。

2．症状的观察和护理

（1）注意观察腹痛的部位、性质和时间，有无腹部胀气、压痛和反跳痛，扩大的肠襻及肠鸣音是否会减退或消失。及早发现中毒性巨结肠和肠穿孔。

（2）注意观察记录排便次数、性状和量。频繁腹泻、大量便血时，及时报告医生处理。观察生命体征变化，尽早发现水、电解质紊乱或失血性休克。做好肛周护理，便后温水清洗，涂鞣酸软膏加以保护。及时留取大便标本送检，以排除其他肠道感染的可能。

3．药物治疗和护理

（1）解痉止泻药可以减少肠蠕动，用药后要观察腹部体征，有诱发急性肠扩张的可能。

（2）在使用柳酸偶氮磺胺吡啶治疗过程中，注意观察药物的毒副作用。毒副作用有头痛、厌食、恶心、呕吐、腹部不适或皮疹；变态反应有发热、粒细胞减少、再障或自身免疫性溶血。

（3）糖皮质激素类药物能抑制炎症和免疫反应，缓解毒性症状，应遵医嘱准确给药，不可随意增减。此期患者抵抗力下降，有继发感染的可能，应注意防护。

（4）正确掌握灌肠治疗手法。药物保留灌肠，对病变局限在直肠和左侧结肠的轻中型患者疗效较好，常用药物有锡类散、小檗碱、氢化可的松琥珀酸钠。灌肠前向患者做好解释工作，消除紧张情绪，取得配合，并嘱其排便；灌肠时应取左侧卧位，臀部垫枕抬高；护士操作手法要轻柔，灌肠液量最好在100ml～200ml之间，温度37℃，选用粗的导尿管，插入深度大于15cm，多涂润滑油，尽量减少对局部肠黏膜的刺激，以免增加痛苦，引起排便。进行低压灌肠或缓慢滴入，可延长药液在肠道内的保留时间，有利于肠黏膜充分吸收。

4．注意事项　育龄期妇女病情活动期应避免妊娠，因妊娠期和产褥期可加重病情。硫唑嘌呤等免疫抑制剂可导致胎儿畸形。

四、急性胰腺炎

急性胰腺炎是胰酶对胰腺自身消化引起的化学性炎症。常见病因有胆管疾病、酗酒和暴饮暴食、胰管阻塞；也可继发于感染性疾病、腹部手术和外伤、逆行胰胆管造影术后。有少数不明原因的称特发性胰腺炎。

临床表现按病变程度分为水肿型和出血坏死型。急性水肿型胰腺炎以上腹疼痛、恶心、呕吐、发热、尿和血清淀粉酶升高为主要临床表现。出血坏死型胰腺炎的病情严重，发展迅速，腹痛剧烈且持久，发热高而持续不退，可出现低血压或休克猝死及多脏器功能衰竭。

急性胰腺炎的治疗原则为：

1. 对急性水肿型胰腺炎的内科治疗原则是减少胰腺分泌，阻断自身消化作用，使胰腺充分休息，预防感染及营养支持治疗。

2. 对急性出血坏死型胰腺炎应掌握手术时机，择期尽早手术；同时加强抗休克、抗感染治疗。

3. 治疗局部并发症和原发伴随性疾病。

急性胰腺炎患者的护理如下：

1. 一般护理。急性期患者应卧床休息、保证睡眠、减少胰腺负担，增加脏器血流量，促进组织修复。疼痛时除使用解痉镇痛剂外，可取前倾坐位，减轻症状；为减少胰腺分泌，降低胰管内压而行禁食阶段，要保证充足的液体和营养供给，以补充热能和维持血容量。加强口腔护理，减少异味，防止细菌感染和口腔并发症发生。患者因腹痛、发热、口干、精神萎靡、烦躁，不能耐受禁食，应耐心解释，给予安慰，使其了解并配合。

2. 胃肠减压的护理。用胃肠减压法吸引胃内容物，可减轻恶心、呕吐、腹胀、腹痛症状，是治疗胰腺炎的常用方法，于症状缓解后停止使用。对置胃管患者护理时应注意：胃管在鼻尖部固定牢固，防止脱管和减少对咽部的摩擦刺激；注意观察引流管是否通畅，可定时冲洗；观察引流液的性状和量并详细记录。胃肠减压抽吸力不可过大，以免造成胃黏膜损伤。减压瓶每日清洗、消毒，防止逆行感染。减压阶段机体丢失大量水分及电解质，易造成脱水、酸碱平衡失调，要密切观察生命体征，准确记录出入量，定时抽血查电解质。

3．症状观察。对于水肿型胰腺炎经禁食、减压、止痛、抗炎等治疗，症状数日即可缓解，血清淀粉酶下降。当腹痛弥漫全腹，发热弛张不退，白细胞计数升高，黄疸加深，有腹肌紧张等腹膜炎症状，血清淀粉酶持续上升或骤然下降，应警惕坏死型胰腺炎并发感染，护士应密切监视病情变化，耐心倾听主诉。发现有明显循环衰竭或主要脏器功能不全表现时，应进行监护治疗。

4．寻找诱因。治疗后期协助患者寻找诱发胰腺炎的因素，如有无胰腺、十二指肠、胆管的慢性疾病，及早治疗。避免酗酒和暴饮暴食或饥饿后饮食过度，尤其是高脂肪餐。向患者介绍少油、无刺激、易消化的合理食谱，防止复发。

五、上消化道出血

上消化道出血是指屈氏韧带以上的消化道，包括食管、胃、十二指肠、空肠上段，及胆管、胰管等部位病变引起的出血。上消化道出血的原因很多，常见的是消化性溃疡、食管胃底静脉曲张破裂、食管贲门黏膜撕裂出血、糜烂性胃炎、应激性溃疡及胃癌等。

上消化道出血的临床表现依据病变的部位、性质、出血的速度和量、患者的全身状况而有所不同。主要表现为呕血和黑便。大量快速出血者表现头晕、心悸、出汗、恶心、口渴、无力、晕厥、精神萎靡、烦躁不安、意识模糊、脉搏细速及血压下降等急性循环衰竭症状。休克控制后出现低热，体温在38.5℃以下，持续3～5日。

治疗原则为针对出血原因采取止血措施，积极抢救，恢复和维持血容量及有效循环量，防止发生周围循环衰竭，同时行胃镜检查，明确出血病因，治疗原发病。

上消化道出血患者的护理如下：

1．患者绝对卧床，禁食，头偏向一侧，保持呼吸道通畅，防止因大量呕血吸入气道而致窒息。对患者进行安慰，以减少恐惧心理。建立静脉通道，及时施行扩容、止血及升压等抢救措施，密切观察生命体征变化，并详细记录。

2．密切观察出血，估计出血量。幽门以上出血常为呕血，幽门以下出血表现为黑便；如出血量少而缓慢，即使出血部位在幽门以上，也可表现为黑便，反之出血量大而急，出血部位虽在幽门以下也可反流入胃，引起呕血，并有黑便。呕血和黑便除反映出血部位外，还反映出血的速度和量，如每日出血量在5ml时，大便隐血即为阳性，出现黑便时出血量至少在50ml以上。胃内潴血达250ml～300ml则出现呕血。消化道出血在500ml以下多数患者只有轻度头晕；出血量在500ml～1000ml时，可出现口渴、烦躁不安、心慌、头晕，收缩压下降至12kPa，脉搏每分钟100次；出血量在1000ml～1500ml以上时，可有周围循环衰竭表现，如面色苍白，出冷汗，脉细速，每分钟120次以上，收缩压下降至8～10.6kPa以下，尿少、尿闭等失血性休克表现。

3．配合医生实施以下止血措施

（1）食管胃底静脉曲张破裂出血：三腔二囊管压迫止血：三腔管使用前应进行充气、试压，检查是否漏气，向患者做好解释。置管后胶布固定必须牢固，防止因脱管气囊压迫气道，引起窒息死亡，应设专人看护。压迫过程中每隔12小时放气5～10分钟，以免受压时间过长致黏膜缺血糜烂。放气期间注意观察出血情况。为防止管壁和黏膜粘连，可间歇吞服5ml～10ml液状石蜡。注意保持胃管通畅，每2小时用生理盐水冲洗1次，置管2～3日病情稳定可考虑拔管。

拔管前依次将食管囊、胃囊气体抽空，置管保留 12 小时观察有无出血。拔管时口服液状石蜡 20ml～30ml，润滑管壁，防止因牵拉再次引起出血，操作动作要轻稳。置管期间做好口鼻及皮肤护理，注意观察体温、脉搏、呼吸、血压、胃内容物及大便次数、颜色和量，判断止血效果。

（2）食管静脉曲张硬化剂治疗：在内窥镜下用胃镜注射针向静脉内或静脉周围，或静脉内及静脉周围多次注射适当的硬化剂，使静脉栓塞、机化，达到止血目的。一般在出血时或止血稳定后进行。治疗前做好解释，消除紧张情绪，使患者配合。治疗当日禁食，取下义齿，肌内注射安定和丁溴东莨菪碱。术后给予静脉补液并应用抗生素。8 小时后可进少量冷流食，每次治疗间隔 1 周，4～6 周为 1 个疗程。整个硬化剂治疗期间进流食，术后密切观察病情变化，注意有无食管溃疡、食管狭窄、发热、穿孔、出血及胸骨后疼痛等并发症。

（3）降低门静脉压力药物治疗：可用生长抑素或垂体后叶素。静脉输注垂体后叶素时，注意保持管道通畅，防止药液外渗，造成组织损伤。

4. 非食管静脉曲张出血。冰盐水洗胃止血法：下胃管抽净胃内容物和积血，注入冰盐水 100ml～200ml。嘱患者变换体位，使冰水与胃黏膜充分接触，降低胃黏膜温度，使血管收缩，减少出血，达到止血目的。10～15 分钟后将冰水全部抽出，反复数次，至抽出液完全澄清为止。再自胃管注入去甲肾上腺素冰盐水、凝血酶、云南白药或吉胃乐、安胃得等药物，以促进止血，中和胃酸，保护胃黏膜。此法对小动脉出血非常有效。治疗中密切观察患者全身情况，对年老体弱者尤要注意心率、呼吸及血压变化，观察腹部情况，有无急性腹痛及腹膜炎等。冰水灌注量一般不宜过多，以免造成胃扩张并影响凝血。

协助内窥镜下局部喷洒止血药、注射止血剂、压迫止血、微波、激光等治疗并观察疗效。

六、肝硬化

肝硬化是一种常见的慢性进行性肝病，由一种或多种病因长期或反复作用而致肝纤维化发展而来。主要病因为病毒性乙型肝炎、丙型肝炎、慢性血吸虫病、慢性酒精中毒伴营养不良、心功能不全所致瘀血性肝硬化、胆道疾病引起的胆汁性肝硬化等；其他因素有代谢性疾病、药物和不明原因的肝硬化。

肝硬化的临床表现与病程和肝脏受损程度有关，肝功能代偿期症状无特征性，仅有食欲缺乏、乏力、腹胀、恶心、上腹不适、腹泻及消瘦等。肝功能失代偿期除以上症状外，主要有门静脉高压和肝功能严重受损表现，并伴有各种并发症，面容憔悴，体形干枯呈营养不良状；有出血倾向伴贫血。门静脉高压表现有脾肿大、腹水、水肿和电解质紊乱等。

治疗原则为综合性治疗，首先，治疗导致肝硬化的原发病，其次，为一般支持治疗、保肝治疗及并发症治疗。

肝硬化患者的护理如下：

1．一般护理。保证患者有充足的睡眠和休息，以减轻肝脏负担；合理调配饮食，予以高热能、高蛋白、高维生素、低脂肪饮食。忌食坚硬、有刺激性食品，以免造成食管静脉曲张破裂出血。有水肿或腹水者，应限制盐的摄入。肝性脑病患者严格限制蛋白。黄疸可致皮肤瘙痒，因患者营养状况差，抵抗力低，血小板少，应做好皮肤护理，可用温热水擦浴或涂止痒剂，防止抓伤皮肤引起出血、感染。对久治不愈的慢性肝病患者的悲观失望情绪，护士应给以安慰，并设法解除病痛；做好口腔护理，以消除臭味，增进食欲，减少继发感染的机会。

2. 并发症的护理。密切观察肝硬化患者的病情变化，如体温、意识、出血、腹水及肝肾功能等，发现异常及时处理。

（1）腹水患者的护理：大量腹水导致呼吸困难，可取半卧位，使膈肌下降，增加肺活量，减少肺淤血，增加舒适感。出现脐疝时注意局部皮肤保护，可使用护带，防止脐疝破溃引起腹水外漏，增加感染机会。有水肿的卧床患者，避免长时间局部受压，为防止皮损，可勤翻身，按摩骨突出部，使用气褥或气垫交替托起受压部位。使用热水袋时注意防止烫伤。每日测量腹围，定时测量体重，观察腹水消长情况，详细记录 24 小时出入量。在使用利尿剂时要注意抽血查电解质。放腹水可改善腹压增高的不适，但放腹水不可过快过多，应于放水同时束紧腹带，防止减压后出现腹腔脏器充血。放水后观察意识变化，发现肝昏迷先兆及早处理。

（2）出血的护理：肝脏受损致凝血酶原、纤维蛋白原、各种凝血因子生成抑制，加之脾功能亢进易发生出血。护士应密切观察患者有无鼻出血、牙龈出血及便血。注意保持大便通畅，避免排便用力，引起肛周血管破裂出血。详见上消化道出血。

七、原发性肝癌

原发性肝癌是我国常见的恶性肿瘤，是发生在肝细胞或肝内胆管细胞的肿块，病因不清，与乙型肝炎和丙型肝炎、长期酗酒、食用有黄曲霉毒素污染的食物有关。另外，与水源污染、遗传因素、有机氯农药、亚硝胺及微量元素等因素也有关系。

起病隐匿，早期无明显症状，症状出现后病情进展迅速。主要表现为持续性的肝区胀痛或钝痛，可有间歇加重。肿瘤侵犯膈肌可牵涉右肩，癌向后生长引起右腰疼痛。肝癌的严重消耗及食欲不振、恶心、呕吐及腹胀，使患者出现进行性的消瘦、乏力，最终导致恶病质。有的患者有发热、黄疸、脾大及腹水。发现有肺、肾、脑、骨骼转移，则可出现相应的症状和体征。

手术治疗切除原发性肝癌为首选。内科治疗除支持疗法改善机体状况外，一般采用联合用药及化疗与手术结合、化疗与放疗结合、化疗与免疫治疗结合、化疗与中药结合等方案，目的在于提高疗效、减轻痛苦、延长生命。

肝癌患者的护理如下：

1．一般护理。根据患者的体力和精神状况，合理地安排休息和活动，给予生活的满足和精神安慰。患者有权知道自己的诊断，但要注意告知的方式，理解并协助减轻心理压力。饮食宜清淡，适合口味。做好口腔护理，增进食欲。

2．注意病情观察。观察腹痛和腹胀的性质及其变化，除放宽镇痛剂使用限度外，可采用支撑、变换体位、冷热敷、分散注意力等方式减轻疼痛。观察生命体征和意识状态，及时发现出血、肝昏迷及低血糖表现。如有体温升高应警惕有继发感染的可能，要及时处理，以免加重病情。

3．做好放疗和化疗期间患者的护理。放疗、化疗期间患者均可出现恶心、呕吐和食欲不振等反应，可适当给镇静止吐剂，鼓励进清淡饮食，多饮水。观察血象变化，白细胞明显下降，要加强保护隔离措施。放疗损伤局部皮肤可出现红、痒、痛感觉，禁用肥皂、香皂清洗，或用手搔痒，可用温水湿敷局部或轻拭，必要时涂薄荷淀粉、炉甘石洗剂或酚剂止痒。化疗药物一般对血管均有刺激，使用时应注意对血管的保护，防止药液漏出血管，造成局部组织的疼痛或坏死。

第四节　血液系统疾病护理

一、贫血

贫血是指血液中血红蛋白浓度、红细胞计数和红细胞压积低于同年龄、同性别正常人的最低值。

贫血不是独立的疾病，而是一组症状。贫血的临床表现与贫血的程度、年龄、体质以及贫血的发展速度等有关。

贫血患者的护理如下：

1．根据贫血的程度及临床表现，减少或限制患者的活动，适当休息。严重贫血者，应绝对卧床，减轻组织耗氧，改善临床症状。必要时给予氧气吸入。

2．注意饮食配餐，保证均衡营养。给予高热能、多维生素、高蛋白易消化的食物，纠正患者的偏食习惯，多食新鲜水果及蔬菜。

3．注意口腔清洁。贫血患者易发生口腔炎、舌炎及口腔溃疡等，应定时督促漱口、刷牙，忌用硬毛牙刷。必要时给予口腔护理。

（二）发热

发热是比较常见的症状，多由感染引起，也有非感染性疾病所致的发热。

发热患者的护理如下：

1．定时监测体温，排除影响体温变化的因素，寻找发热原因，协助医生针对病因治疗护理。

2．高热患者应采取有效的退热方法，如物理降温或药物退热。降温时要注意保暖。发热患者的衣被常被汗液浸湿，应及时更换。

3．发热患者机体消耗量大，注意给予多维生素、高蛋白食物。注意水的摄入，保持水、电解质平衡，防止虚脱。

4．意识障碍患者，要注意口腔清洁，定时做口腔护理，保持口腔湿润。防止口唇干裂。注意安全防护，防止患者坠床。

二、再生障碍性贫血

再生障碍性贫血（简称再障），是因骨髓造血组织显著减少，引起造血功能衰竭而发生的一类贫血。它与化学物质、药物、放射线、感染或免疫反应等因素有关。能查明原因称继发性再障，原因不明的称原发性再障。

因全血细胞减少，临床表现为出血、感染、发热及贫血等症状。症状的轻重依病程长短及发病缓急而不同。

急性再障发病急，来势凶猛，以严重的感染并发出血为主。常见有皮肤大片瘀斑或瘀点，牙龈、鼻腔出血以及肺部感染。

慢性再障发病相对缓慢，以贫血为主。病程时间长，可数年或更长。

治疗原则为寻找和去除病因；支持疗法；药物治疗；骨髓移植。

再障患者的护理如下：

1．一般护理。根据病情，可适当活动，活动时防止滑倒或碰伤；不宜使用锐利的工具，如小刀等，以免刺伤后出血。重患者应绝对卧床。给予高热能、多维生素及高蛋白易消化的饮食。消化道出血时，应禁食。

2．预防并发症

（1）出血倾向：观察患者出血情况，如皮肤黏膜出血点、瘀斑、鼻出血、牙龈出血、眼底及颅内出血等。①注意口腔、鼻腔的清洁、湿润，避免剔牙及挖鼻。选用软毛牙刷刷牙。鼻腔出血可用冰袋、冷毛巾局部外敷或用吸收性明胶海绵、药物纱条填塞压迫止血，填塞时间不可超过 72 小时。取条前，局部滴入适量油液，待充分浸润纱条后，再慢慢取出。避免撕拉损伤鼻腔黏膜，造成新的创面出血。②密切观察患者，若突然出现头痛、恶心、呕吐、视物模糊或意识改变，须警惕颅内出血。应保持安静，患者取平卧位，头偏向一侧，保持呼吸道通畅。做好各种抢救的准备工作。及时记录病情变化。⑧进行各种穿刺或注射后，注意局部按压，避免出血、渗血。静脉穿刺后，应沿血管走向按压。

（2）预防感染：预防原则是多方面阻止外部细菌的侵入。病室应环境整洁、空气清新，温度、湿度适宜。病床应平整、清洁，无食物残渣。长期卧床患者应定时翻身、叩背，预防褥疮及肺部感染。口腔是病原微生物侵入人体的途径之一，应注意清洁，积极预防感染。有口腔疾患，如溃疡、脓肿、糜烂者，应给予特殊的口腔护理和药物处理。真菌感染常选用2%碳酸氢钠液漱口或将制霉菌素片剂研磨成粉状，配以液状石蜡调制成糊状，涂于清洁后的局部，每日3～4次；口腔黏膜出血、牙龈出血，选用1.5%过氧化氢液（双氧水）含漱或局部擦拭，用药后局部可产生气泡。双氧水有清除血块及坏死组织的功能，但高浓度对组织有较强的刺激性，使用时应注意药液配制。绿脓杆菌感染常用1‰醋酸液漱口；所用口腔护理器械应注意消毒。肛周护理是预防感染的重要环节，患者应保持肛周清洁、干燥，养成每日便后局部清洗的卫生习惯。有肛周疾病患者，每次便后以1：5000高锰酸钾水坐浴。注意保持排便通畅，防止肛裂。肛周糜烂、脓肿的患者，应定时清洁创面，必要时脓肿部位切开放盐水纱条引流，促进伤口愈合。创面也可用抗生素纱布覆盖，预防感染。各种注射、操作均应严格无菌要求。患者白细胞低于$0.5\times10^9/L$，应行保护性隔离，有条件住单间病房，谢绝家属探视，严格无菌操作。

3．药物治疗护理。再障患者常规给予抗生素治疗，应密切观察患者对药物的反应及体温变化等。一般患者慎用退热药物，禁用怀疑与本病发病有关的药物。必要时，应在病历上注明。发热患者降温应注意保暖，嘱患者多饮水，及时更换被汗液浸湿的衣物、被服。使用雄激素治疗，患者会出现痤疮、毛发增多或女性男性化等，应做好解释工作，消除疑虑。长期注射丙酸睾酮，易引起局部硬结甚至脓肿，须深部肌内注射，并交替变换注射部位。反复输血的患者易产生白细胞抗体，输血时要注意速度，观察患者反应情况，发现问题，及时给予处理。

三、缺铁性贫血

缺铁性贫血是指人体内可以用来制造血红蛋白的贮存铁已用尽，从而导致红细胞生成障碍的贫血。造成缺铁性贫血的常见原因有：体内铁需求量增大而摄入量不足，多见于生长发育的婴幼儿、青少年及育龄妇女等。吸收障碍，如胃及十二指肠手术患者、胃炎和胃酸缺乏者及饭后大量饮茶等，均会造成铁的吸收障碍；丢失过多或慢性失血是成年人患缺铁性贫血最为常见的病因，多见于女性月经量过多、男性长期的消化道出血及慢性血管内溶血等。

临床表现有皮肤苍白、乏力、心悸、头晕、耳鸣、皮肤干皱；指（趾）甲脆、薄、缺乏光泽、反甲；口腔炎、舌炎、舌痛、吞咽困难；嗜食癖，食石子、泥土等。也会出现精神方面的改变，如异常兴奋、躁动等。

治疗原则为补充铁剂和积极寻找、治疗原发病。

贫血患者的护理如下：

1．一般护理。依贫血患者症状护理，酌情卧床休息与适当活动。纠正偏食习惯，有针对性地增加富含铁的食物，如肝类、瘦肉、蛋黄、豆类、木耳、香菇及海带等。并积极寻找病因，治疗原发病。

2．药物治疗及不良反应的护理。掌握铁剂用药的知识与副作用。口服液体铁剂，应使用吸管吸入，避免药液与牙齿接触。两餐服用铁剂，不应与茶、抗酸药物同服，因食物和抗酸药物可降低铁的吸收。同时服用维生素C，可促进铁的吸收。铁剂药物刺激性大，若患者出现恶心及呕吐等症状，给予甲氧氯普胺片镇吐药，以减轻症状。服用铁剂后，粪便呈黑色，属正常情况，应先向患者说明，消除其疑虑。注射铁剂宜采取深部肌注，并应双侧交替。注射后会出现发热、局部疼痛、皮疹、淋巴结炎及头痛等症状。偶有过敏性休克，应注意观察。静脉输注铁剂应在穿刺成功后，再将药物注入液体瓶内，以免药物渗出导致静脉炎症。

四、溶血性贫血

溶血性贫血是因红细胞破坏加速而骨髓造血功能代偿不足所致的贫血。与先天性红细胞内在缺陷及免疫、物理、化学、生物及感染等因素有关。

依溶血发生的缓急，分为急性和慢性溶血。急性溶血发病急，随红细胞破坏程度加重。患者贫血、缺氧症状明显，并表现出寒战、高热、头痛、腰背酸痛、烦躁、排茶色或酱油色尿，严重者可出现肾功能衰竭、意识改变、休克及昏迷。慢性溶血多表现为乏力、皮肤苍白、心悸、气短等。

溶血性贫血患者的护理如下：

1．一般护理。急性溶血患者应绝对卧床，密切观察并记录下列病情变化：皮肤、体温、呼吸、脉搏、血压、意识、尿量及尿色。寒战患者注意防护和保暖，高热患者注意降温。

2．并发症护理。协助患者寻找病因，避免接触与病因有关的因素，以免加重病情。幼红细胞的破坏，血红蛋白直接入血浆，形成高胆红素血症，致黄疸出现，患者会有不同程度的皮肤瘙痒。此时，须安慰患者，嘱其勿搔抓皮肤，避免皮下出血；定时温水擦浴，减轻症状。随病情加重，还会出现血红蛋白尿，尿色为红茶或酱油色，甚至少尿、尿闭致急性肾功能衰竭及意识障碍，应及时发现病情变化，通知医生，嘱患者绝对卧床并做好相应的护理工作。

输血、输液可防止休克，要遵医嘱。急性血管内溶血患者全血输注不应作为首选常规治疗，对于病情危重、组织缺氧明显者，可酌情考虑输注经生理盐水洗涤后的红细胞，并注意掌握成分输血方法，调节输血速度，密切观察患者的反应，防止急性充血性心力衰竭的发生。

五、巨幼红细胞性贫血

巨幼红细胞性贫血是由于体内缺乏叶酸及维生素 B_{12}，或由于其他原因引起脱氧核糖核酸合成受到影响的一类贫血。导致缺乏叶酸及维生素 B_{12} 的原因有：摄入不足，如营养不良及食物烹煮过度等；吸收不良，多因小肠手术所致；需求量增多，主要对叶酸而言，多见于妊娠、哺乳、肿瘤、慢性溶血及感染等。

临床表现除一般贫血症状外，以舌炎、舌痛、口腔炎、舌乳头萎缩及舌质色泽红为特点，称为“牛肉舌”。也可出现神经系统的改变，如共济失调及肢体麻木。

巨幼红细胞性贫血患者的护理如下：

1．一般护理。根据病情适当地活动与休息；注意饮食结构，合理营养配餐，纠正偏食习惯。掌握科学的食物制作方法，烹煮食物避免过久。多食富含维生素、叶酸的易消化食物，如新鲜的水果、蔬菜、瘦肉、蛋类及乳类食物。

2．并发症护理。注意口腔护理，保持口腔的清洁、湿润。每次进餐后漱口或清洁口腔，避免食物残渣滞留。严重口腔炎、舌炎影响进食，餐前给予 1%

普鲁卡因盐水含漱数分钟，待疼痛消除再进食。口腔溃疡者局部涂擦溃疡散、锡类散，鼓励患者多进餐。

3．药物治疗不良反应护理。巨幼红细胞性贫血的药物治疗，以补充所需叶酸及维生素 B_{12} 为主。要督促、协助患者定时定量服药，接受治疗。长时间使用维生素 B_{12} 治疗，可出现低血钾症，应定时监测血钾浓度，必要时给予补钾。叶酸缺乏多给予叶酸片剂口服，副作用少。若使用前未排除维生素 B_{12} 缺乏，使用后则会加重因维生素 B12 缺乏造成的神经系统症状。

六、急性白血病

急性白血病是一种原因不明的白细胞异常恶性增生性疾病，与病毒、放射线、化学及遗传等因素有关。

贫血、发热、出血倾向及浸润是急性白血病的典型临床表现。多数患者无诱因出现牙龈出血、皮肤黏膜出血及乏力等。急性白血病病情发展迅速，症状严重。

急性白血病以异常增生细胞分为淋巴细胞性白血病及非淋巴细胞性白血病。在诊断明确后，均采用化学药物治疗方法控制病情，预防、治疗并发症。

急性白血病患者的护理如下：

1．一般护理。嘱患者卧床休息，注意饮食营养，了解患者心理变化，对初次治疗的患者，要体贴关心，正确引导患者，接受现实，配合治疗。

2．并发症护理。白血病患者极易感染，应采取预防措施。搞好病室环境，房间定时通风、消毒。协助督促患者注意自身卫生，如口腔、皮肤、会阴及肛周等经常保持清洁；勤修剪指甲及胡须，洗头、洗澡及理发。严格无菌操作，白细胞低于 $0.5X10^9/L$，行保护性隔离，限制探视。高热患者应随时观测体温变化，采取有效的降温措施，如温水擦浴等物理降温，必要时药物退热。注意观察出血倾向，口腔、鼻腔、皮肤、眼底、颅内、消化道及泌尿道等是常见的出血部位。警惕弥散性血管内凝血的

3．药物不良反应护理。化疗是白血病的治疗手段，但化疗药物毒副作用大，会出现不同程度的消化道症状，如食欲差、恶心及呕吐等，可遵医嘱预防性使用镇吐剂，及时调节饮食品种，以清淡、易消化的食物为主，并尽可能鼓励患者进餐。化疗药物种类很多，给药途径分为静脉、皮下注射及口服。静脉用药均有较强的刺激性，应注意保护血管。选择稍粗大富有弹性的静脉进行穿刺，尽量避开靠近韧带及关节处的静脉，如腕部、手背处静脉。静脉滴注或推注化疗药，须先用带有生理盐水或葡萄糖液输液装置行静脉穿刺，穿刺成功后再将化疗药物加入滴瓶滴入或静脉推注。推注过程中，要不断抽查静脉回血，以避免药液渗漏。推药毕，须再行推入数毫升或滴入适量生理盐水或葡萄糖液，以减少化疗药物长时间滞留、刺激引起静脉炎或静脉阻塞。加强化疗患者的心理护理和卫生宣传教育。老年人由于器官和组织的老化，反应较年轻人迟钝，更须细心观察，及时发现问题，给予相应的护理。化疗期间须准确记录出入量。鼓励患者多饮水，以促进患者排尿，降低药物对膀胱及肾脏的影响。化疗后7～14日白细胞降低，应加强预防感染的措施。补充适量的营养，禁止出入公共场所。白细胞低于0．5×10^{9}/L，应保护性隔离，限制探视，严格无菌操作。

第五节　常见肾脏疾病护理

一、肾病综合征

肾病综合征是指重度蛋白尿、低血浆蛋白、高脂血症及水肿并存的临床综

合征。引起肾病综合征1的病因有：①原发性肾病综合征，包括原发性肾小球肾病和各种急、慢性肾小球肾炎。②继发性肾病综合征，以结缔组织病、过敏性紫癜及代谢性疾病较常见。

肾病综合征的主要临床特点为“三高一低”，即高度蛋白尿（3.5g／24小时尿）、高度水肿、高脂血症及低血浆蛋白（<30g／L）。

治疗原则为：①患者水肿明显时应控制水和盐的摄入。②应用利尿剂的同时，要防止出现电解质镁代谢紊乱。③应用糖皮质激素治疗应遵循足量、慢减及长期维持的原则。④积极治疗原发病。

肾病综合征患者的护理如下：

1．一般护理

（1）饮食与营养：患者水肿明显时应严格限制水和钠的摄入，限制钠的摄入不仅可以控制水肿进一步发展，也有利于高血压控制。肾病综合征患者由于蛋白丢失较多、食欲减退及进食量减少，处于总热能不足状况。因此，改善和促进患者食欲，增加进食量，对疾病的治疗有积极作用，应给予患者低钠、高热能、低脂肪及富含维生素的饮食。

（2）为促进患者食欲，增加对疾病的抵抗力，不仅要在饮食上注意色、香、味，而且，还应加强患者的口腔护理，注意保持口腔清洁，防止口腔炎。

（3）对于合并有低钙和维生素D缺乏的患者，应限制其活动，尤其对于有骨软化及囊性纤维性骨炎的患者应卧床休息，以防止发生病理性骨折。

2．症状及并发症的观察和护理

（1）水肿：水肿是病程中最常见的表现，水肿的发生可急可缓。病初多见于踝部，呈可凹性，继则延及全身，清晨起床时眼睑水肿明显易被发现。严重水肿除皮下组织外，胸腔、腹腔、阴囊鞘膜腔均可大量积液，一般伴少尿。

（2）感染：由于大量免疫球蛋白自尿中丢失，血浆蛋白降低，影响抗体形成。肾上腺糖皮质激素及细胞毒性药物的应用，使患者全身抵抗力下降，极易发生感染，如皮肤感染、原发性腹膜炎、呼吸道感染、泌尿系感染，甚至发生败血症。护理患者时要保护性隔离，严格无菌操作，有条件住单间，限制家属探视。

（3）血栓形成：肾病综合征的患者容易发生血栓。形成血栓的原因有水肿、患者活动少、静脉淤滞、高血脂、血液浓缩使黏滞度增加、纤维蛋白原含量过高以及使用肾上腺糖皮质激素时血液易发生高凝状态等均可导致血栓的形成。因此，对于肾病综合征患者在病情允许的情况下，可适当增加活动，防止下肢静脉血栓的形成，同时，要观察患者有无心慌、憋气等症状，警惕肺栓塞的发生。

（4）急性肾功能衰竭：肾病综合征患者因大量蛋白尿、低蛋白血症及高脂血症，体内常处在低血容量及高凝状态。呕吐、腹泻、使用抗高血压药及利尿剂大量利尿时，都可使肾脏血灌注量骤然减少，进而使肾小球滤过率降低，导致急性肾功能衰竭。护理见急性肾功能衰竭。

3．药物治疗和毒副作用的观察和护理

（1）肾上腺糖皮质激素是肾病综合征患者的常用药物之一。根据病情可静脉或口服给药，因此在观察药物疗效的同时还应密切观察药物的毒副作用。加强保护性隔离防止感染。指导患者按时服药，切不可擅自停药。加强卫生宣传教育，使患者正确对待脱发及肥胖等现象。

（2）消肿利尿：肾病综合征的患者血浆蛋白低，在应用利尿剂的同时应补充白蛋白，一般静脉输入白蛋白后再给呋塞米效果较好。

（3）抗凝治疗：由于肾病综合征在病程中有血液高凝状态，可发生血栓，因此主张抗凝治疗，常用肝素。为了防止肝素过量，静脉注射 24 小时后用试管法测定凝血时间，并随时调整剂量。使用肝素时应注意观察患者用药反应，防止出血。

二、急性肾功能衰竭

急性肾功能衰竭是指数小时至数周内发生的肾功能急剧恶化、引起氮质代谢产物在体内潴留，从而产生一系列临床症状，常发生水、电解质及酸碱平衡紊乱。引起急性肾功能衰竭的病因包括出血、感染、中毒性休克和内源性及外源性肾毒性物质对肾脏的毒性作用、肾实质损害、尿路梗阻等。

临床表现分 3 期：

1．少尿期。在急性肾功能衰竭的持续阶段，患者体内毒性代谢产物的血浓度逐渐升高；水、电解质及酸碱平衡紊乱；伴有高血压、心力衰竭、心律失常及食欲不振、恶心、呕吐等症状；精神及神经系统异常，包括昏睡、嗜睡及精神错乱等。

2．多尿期。患者尿量逐渐增多，24 小时排尿可达 4L～5L，极易发生水、电解质及酸碱平衡紊乱。

3．恢复期。患者肾功能逐渐恢复，即使肾功能完全恢复，仍应定期复查 1～2 年。

治疗原则为排除任何引起肾功能变坏的因素；纠正肾前因素；努力维持一定尿量；支持及对症治疗；适时进行腹膜透析及血液透析。

急性肾功能衰竭患者的护理如下：

1．一般护理

（1）急性肾功能衰竭的诊断确立后，应绝对卧床休息，以减轻肾脏的负担。

（2）准确记录每日液体出入量，每日测体重。

（3）急性肾功能衰竭少尿时，体内常发生水过多，控制及预防心衰的重要方法是控制水及盐的摄入。当患者不能理解或不能耐受时，应向患者解释限水、盐摄入及记录的重要性，使患者能积极配合治疗。

（4）应给患者高热能、高维生素、低盐、低蛋白、易消化的饮食。尽量避免食用含钾过高的食物，防止高血钾的发生。必要时补充氨基酸，以减轻蛋白质分解，最大限度地防止尿毒症性代谢产物、酸性代谢产物及钾离子过快地在体内蓄积。

2．症状及并发症的观察和护理

（1）急性左心衰竭：是急性肾功能衰竭少尿期的主要并发症，患者表现为呼吸困难、端坐呼吸、烦躁不安、发绀、冷汗淋漓、恐惧和濒死感觉、咳粉红色泡沫痰甚至咯血、心率快、双肺可闻湿啰音。此时，治疗的主要环节是：①纠正缺氧，可给患者面罩吸氧，湿化瓶中加30％酒精。②镇静，给吗啡5mg～10mg皮下注射。⑧给利尿剂以减少血容量，缓解肺循环和体循环的淤血症状，并给予强心及扩血管治疗。④必要时进行透析治疗。

（2）感染：急性肾功能衰竭可由严重的感染引起，而急性肾功能衰竭时由于免疫功能低下，以及各种诊断、治疗措施如导尿、气管插管术常导致感染，可加速蛋白质的分解，促进病情进一步恶化，常以呼吸道和泌尿道感染多见。因此，必须采取有效措施预防感染，做好病室的清洁消毒和空气净化，尽量避免不必要的检查，如需导尿时应严格无菌操作。由于患者病情较重，长期卧床，应加强口腔护理，保持口腔清洁、舒适，促进食欲，防止发生感染；做好皮肤护理，防止损伤及感染；对于年老体弱的患者应注意保持呼吸道通畅，避免发生呼吸道感染和肺炎。

（3）高钾血症：急性肾功能衰竭常伴有电解质及酸碱平衡紊乱。高钾血症是最常见的并发症之一。因此，对于并发高血钾的患者应注意：①积极控制感染，纠正酸中毒。②禁食含钾高的食物和药物。⑧如需输血，应输入新鲜血。④给高糖和胰岛素静脉点滴。⑤静脉输入氯化钙或葡萄糖酸钙。⑥必要时行透析治疗。

三、肾小管酸中毒

肾小管酸中毒是由于远端肾小管泌 H+障碍和近端肾小管对 HCO^{3}-重吸收障碍所引起的尿酸化异常，而导致慢性酸中毒和电解质平衡失调的一组临床综合征。此病的病因尚未完全清楚。一般分为原发性和继发性两种。原发性与遗传有关，多有家族史，有的在幼儿期间即可出现症状；继发性则可由多种疾病，如肾盂肾炎、药物中毒、自身免疫缺陷症及钙代谢异常等引起。

临床表现有：①远端肾小管酸中毒，可引起高氯性酸中毒，表现为虚弱无力、厌食、恶心、呕吐；低血钾，表现为肌无力；低钠血症，表现为头痛、表情淡漠、血压偏低；低钙血症，表现为手足抽搐及肾性骨病。②近端肾小管酸中毒主要表现为高氯性酸中毒和低钾血症。

治疗主要为纠正电解质紊乱和酸中毒，治疗原发病。同时，还应注意补钾，慎用利尿剂。

肾小管酸中毒患者的护理如下：

1．一般护理

（1）肾小管酸中毒严重者需卧床休息。

（2）应给予高热能、高蛋白及富含多种维生素的饮食。

（3）出入量是反映患者机体内水、电解质和酸碱平衡的重要指标，可直接反映病情变化，而各项实验室检查又为临床诊治提供良好的依据。所以应准确记录出入量，正确收集各种标本并及时送检。

（4）肾小管酸中毒易反复发作，要为患者合理安排饮食起居，避免上呼吸道感染及其他部位的感染，并加强锻炼，增强机体抵抗力。

2．症状及并发症的观察和护理

（1）肾小管酸中毒患者较常见酸碱失衡、电解质紊乱，如低血钾。患者主要表现为肌无力、腹胀，严重者可出现周期性瘫痪。一般口服或静脉补钾，症状可缓解。因此，在护理患者观察症状的同时，要指导患者按时服药，以确保治疗效果，减少并发症的发生。

（2）肾性骨病，肾小管酸中毒常伴钙代谢异常，对因低血钙出现手足搐搦的患者可静脉或口服钙剂。对此类患者要限制活动，必要时卧床休息，加强护理，防止病理性骨折。

第六节　内分泌系统疾病护理

一、胰岛素瘤

胰岛素瘤又称胰岛 B 细胞瘤，大多数为胰岛 B 细胞腺瘤，少数为胰岛 B 细胞增生。胰岛素瘤分泌过多的胰岛素而导致低血糖综合征。

临床表现主要是低血糖反应，如心慌、多汗、手颤、饥饿感、精神异常、嗜睡、意识障碍甚至昏迷。低血糖多次发作可以造成不可逆的脑组织损害，出现智力减退、痴呆等。

治疗原则为：纠正低血糖和手术切除腺瘤。

胰岛素瘤患者的护理如下：

1. 预防低血糖的方法是了解引起患者低血糖发作的诱因、时间和症状，做好交接班。在发作前提醒患者加餐。经常巡视患者有无低血糖反应，做到及时发现及时处理。指导患者及家属了解低血糖症状，及早加餐，减少低血糖发作次数。嘱患者随时备好食物或糖果，以备低血糖发作时食用。

2. 对低血糖发作时有精神症状的患者，应保证患者安全，避免发生意外。

3. 做饥饿试验时向患者解释清楚，让患者主动配合，自觉禁食，以顺利完成试验。

二、甲状腺功能亢进症

甲状腺功能亢进症是由于甲状腺合成及释放过多的甲状腺激素，造成神经、循环、消化等系统兴奋性增高和机体代谢亢进，引起心悸、出汗、进食、排便次数增多和体重减少为主要表现的一组临床综合征。临床上 80%以上甲亢是 Graves 病引起的，患者常合并突眼、眼睑水肿、视力减退，罕见胫前黏液水肿等症状，严重的可出现甲亢危象、昏迷，甚至危及生命。

甲亢患者典型的临床症状有食欲亢进、体重减轻、心悸、多汗、怕热、乏力、好动、腹泻、失眠及神经质。体征有甲状腺肿大和甲亢性突眼。

治疗原则为：

1. 抗甲状腺药物治疗。临床应用的主要抗甲状腺药物为硫脲类。这类药物能抑制甲状腺激素的合成，但不影响碘的摄取及已合成激素的释放。

2. 手术治疗。对甲状腺肿大压迫邻近器官或疾病多次复发者可行甲状腺次全切除术。

3．其他放射性碘 ^{131} 治疗。

甲亢患者的护理如下：

1．一般护理

（1）忌碘饮食，避免剧烈运动及暴饮暴食，有计划地适量活动，病情轻者可下床活动，以不感到疲劳为度。

（2）多注意休息，另外，病患要积极配合医生治疗，坚持按时服药。

（3）学会控制情绪和自我调节，可以适当养花草进行修身养性，还必须坚持劳逸结合，做好治疗后的调养工作。

（4）患者安置于凉爽、安静、无强光刺激的房间中，避免因不良环境刺激导致病情加重。

（5）关心、体贴患者，说话态度要和蔼，掌握交流技巧，给患者以精神上的安慰，避免情绪激动。

2.观察体重　每周测量体重 1 次，每日测脉搏 4 次，以便及时观察治疗效果，调整治疗方案。

3.药物治疗的护理。安排好服药时间，遵医嘱按时服药，患者不能自行停药。服药期间注意观察药物的不良反应，如白细胞降低、血小板降低、皮疹、发热、关节痛及肝功能损害等。一般用药初期每周查白细胞 1 次，以后根据病情每 2 周或 1 个月查 1 次。如白细胞低于 $3\times10^9/L$，应进行保护性隔离，医护人员要严格执行隔离制度。

4．突眼护理。有恶性眼球突出的患者，眼睑常不能闭合，易引起角膜损伤，故应注意保护角膜和球结膜。日间为防阳光及灰尘刺激可嘱患者戴有色眼镜，用 0.5%氯霉素眼药水滴眼，4 次 / 日，以保持角膜湿润及预防感染。睡前涂抗生素眼膏，并用清洁的纱布轻轻覆盖，以防止角膜干燥及溃疡。睡眠时适当抬高头部，减轻眼部肿胀。同时，做好患者的心理护理，鼓励患者增加战胜疾病的信心。

5. 预防甲亢危象的发生。感染、过度劳累、精神创伤及术前准备不充分是甲亢危象的主要诱发因素。如发现患者有高热、心率加快、腹泻、呕吐等症状加重时，应立即报告医生，及时处理，控制病情。

三、原发性醛固酮增多症

原发性醛固酮增多症是由于肾上腺皮质球状带肿瘤或增生而造成醛固酮分泌增多，导致潴钠，排钾，体液容量扩张，抑制了肾素--血管紧张系统。临床表现高血压、低血钾性碱中毒和周期性麻痹，多饮多尿，心电图示低血钾。多见于成年人，女性多于男性，男女之比 1:3，肾上腺皮质肿瘤，增生予以手术治疗，不适于手术者，常用安体舒通治疗，同时补钾，加一般降压药

原发性醛固酮增多症临床表现有

1. 高血压，血压大多在 22.7-28/13.3-18KpA(170-200/100-135mmHg)之间;

2. 低血钾性碱中毒，手足搐搦;

3. 低血钾性周期性麻痹,多于劳累或服排钾利尿剂后出现,主要累及下肢，亦可累及上肢，严重者影响呼吸肌，吞咽困难;

4. 烦渴、多饮、多尿，尤以夜尿增多显著;

5. 常并发尿路感染。

原发性醛固酮增多症患者的护理如下:

1. 患者有血压高、血钾低，嘱其尽量卧床休息，减少活动。对于肌无力、软瘫的患者应加强生活护理和防护措施，保证其安全。

2. 给予低钠高钾饮食，含钾高的食物有香菇、海带、紫菜、香蕉、红枣、红果及杏等。

3. 密切观察患者血钾和血压变化。一般每周查血钾 1 次，每日测量血压 2 次。经常巡视患者，注意有无肌无力、呼吸困难、神态改变及心律失常等低血钾表现。若发现异常及时报告医生处理。

4. 准确记录 24h 尿量，必要时记录出入量。

5. 进行高钠、低钾或螺内酯试验时，按实验要求严格控制钠、钾摄入，吃代谢饭、喝蒸馏水，不用牙膏刷牙，不服用其他药物。除规定的代谢饭外，不得食入其它食物。试验期间遵医嘱正确留取血、尿标本。

6. 抽血查醛固酮、肾素活性时，应让患者保持基础代谢状态，晨 4 时叫患者排尿后绝对卧床至 8h 准时抽血，将抽出的血液注入含有抗凝剂的试管内充分混匀，置于 4℃冰水中。抽血后立即给患者肌内注射呋塞米 40mg，坚持站立位，直到 10 时再抽血。终止试验后才能让患者进食。试验期间注意观察病情变化。

四、嗜铬细胞瘤

嗜铬细胞瘤是一种少见的内分泌疾病。由于肿瘤组织分泌大量的儿茶酚胺-肾上腺素、去甲肾上腺素或多巴胺，致使患者表现为以高血压及代谢紊乱为主的临床综合征。

嗜铬细胞瘤患者的临床表现有：

1. 高血压。可表现为阵发性或持续性，发作时血压可达 26.7 / 21.3～22.7kPa 以上，伴有头痛、精神紧张、大汗淋漓、心悸、四肢厥冷，甚至有濒死感。

2．高代谢儿茶酚胺。有促进脂肪分解及拮抗胰岛素的作用，故发作时可出现血糖增高，尿糖阳性。儿茶酚胺还可提高基础代谢率，热能消耗大，故患者多有消瘦及多汗。

3．其它表现。嗜铬细胞瘤除生长在肾上腺髓质外，还可在全身多处生长，若生长在直肠，排便时可诱发发作；如肿瘤位于膀胱内，排尿时也可发作。

治疗原则是经确诊应及早手术治疗。术前用α-受体阻滞剂酚苄明，以降低血压。如用酚苄明后心率很快，则酌情加用β-受体阻滞剂心得安。

嗜铬细胞瘤患者的护理如下：

1．患者应尽量卧床休息或在室内活动。外出散步时需有人陪伴，以免高血压突然发作出现危险。

2．嘱患者进食高蛋白、多维生素、低脂肪饮食。不宜饮咖啡、茶、可可，不宜进食香蕉，以免干扰尿儿茶酚胺的测定。

3．对高血压阵发性发作的患者，嘱其记录吃饭时间及每次排尿时间。一旦高血压发作，即应准确留取 4h 或 24h 尿，并抽血查血糖。

4．对有明显发作诱因者，如排尿、便后发作，应告诉患者不要憋尿，保持排便通畅，预防高血压发作。如果肿瘤较大，压迫直肠，导致排便困难时，应进行清洁灌肠。

5．术前应按时服用酚苄明。注意观察有无鼻塞、直立性低血压等药物不良反应。嘱患者在改变体位时不宜过快，避免摔伤。服药过程中注意观察血压及心率变化。每周测量体重 1 次。高血压发作时，应立即通知医生处理。

6．配合做好各项检查，了解检查的目的及意义，如酚妥拉明试验、冷加压试验和组胺试验。留尿查儿茶酚胺时应在尿盆中加入少量盐酸，以防止儿茶酚胺分解影响测定结果。

第七节　风湿性疾病护理

一、类风湿性关节炎

类风湿性关节炎是一种以小关节炎为主要特征的慢性全身性免疫疾病。迄今病因尚未完全明了，一般认为与某些遗传基因、雌激素、环境因素及自身免疫反应有关。滑膜炎是基本的病理改变。晚期可有关节破坏及畸形，少数患者有不同程度的残废。

临床表现为关节受累，多以小关节为主，呈对称性梭状肿胀，有疼痛、局部发热、运动受限及晨僵。早期呈游走性，逐渐固定。晚期可致关节畸形，如掌指关节的半脱位，手指尺侧偏斜，骨性强直或屈位固定。全身症状可有发热、乏力、食欲不振及贫血等。病情活动期，类风湿因子效价较高时，还可出现淋巴结肿大、脾肿大、结节性红斑、心包炎、胸膜炎、肺纤维化及血管炎引起的脑血管意外、肢体溃破坏死等症状。

治疗原则为初发的类风湿性关节炎先给予非甾体抗炎药物治疗。同时，可应用改善病情的药物，如金制剂、青霉胺或雷公藤等。治疗效果不佳时，可应用环磷酰胺等免疫抑制剂或糖皮质激素治疗。糖皮质激素用量宜小，疗程宜短。

类风湿性关节炎患者的护理如下：

类风湿性关节炎是慢性、全身性疾病，病程长、易反复。有关节疼痛、运动障碍及畸形，给患者造成很大痛苦。护士应耐心做好患者的心理护理，帮助患者认识疾病，掌握自我护理方法，恰到好处地运用休息、锻炼、理疗和药物等多方面的治疗、护理手段，为患者减轻痛苦，促进关节病的恢复，保持关节功能。

1. 病情活动期的护理要点。卧床休息，注意体位、姿势。可采用短时间制动法，如石膏托、支架等，使关节休息，减轻炎症。

进行主动或主动加被动的最大耐受范围内的伸展运动，每日1～2次，以防止关节废用。活动前关节局部可进行热敷或理疗，缓解肌肉痉挛，增强伸展能力。有晨僵症状的患者应在服镇痛药后出现疲劳或发僵前进行活动。

2.病情稳定期的护理要点。此时期患者血液中类风湿因子的效价有所下降，免疫复合物测定趋于正常，关节及全身症状好转。因此，应以动静结合为原则，加强治疗性锻炼。基本动作为关节的伸展与屈曲运动，每日进行2～3次。活动前局部应行热敷或理疗。活动程度以患者能够忍受为标准，如活动后不适感觉持续2小时以上者，应减少活动量。指导患者逐渐锻炼生活自理能力，鼓励患者参加日常活动。

3. 卧床患者的护理。加强皮肤护理，按摩受压部位，定时翻身，保持床单平整、清洁，防止发生褥疮。加强口腔护理，防止口腔黏膜感染及溃疡的发生。加强胸廓及肺部的被动活动，如深呼吸、咳嗽、翻身、拍背等，以防止呼吸道及肺部感染。

4. 用药护理

（1）应用非甾体抗炎药，应饭后服用或应用肠溶片剂，以防止胃肠道反应。服药期间应定期检查血白细胞计数，若白细胞低于$4\times10^{9}/L$，应酌情暂时停药。服用布洛芬应定期检查视力，出现视力减退，应立即停用，防止中毒性失明。

（2）应用青霉胺应注意观察有无变态反应，如有发生，在抗过敏无效的情况下，应停药。同时，应定期检查尿常规，警惕肾脏损害，出现尿蛋白阳性需停药。

(3)应用免疫抑制剂及糖皮质激素的护理要点，详见系统性红斑狼疮一节。

二、强直性脊柱炎

强直性脊柱炎是慢性进行性炎性疾病，其特点是椎间关节出现类似类风湿性关节炎的改变，以及椎间盘纤维环和纤维环附近结缔组织的骨化。病因迄今不明。近年研究提示，可能与某些细菌，如克雷白杆菌感染或遗传因素等有关。

临床表现为起病迟缓、早期有间歇性或持续性腰背疼痛，伴有晨僵，活动后减轻，臀部骶髂关节区可有不适、疼痛及压痛。病变沿脊柱渐向颈椎发展，表现为疼痛、僵硬及驼背，易并发肺部感染、呼吸困难及胸痛等，外周关节，如髋、膝、肩关节也可受累，还可有足跟、足掌痛及大腿痛。此外，还可表现有眼葡萄膜炎、主动脉炎、肺纤维化及神经系统等症状。

治疗原则为采用非甾体抗炎药对症治疗，以减轻关节疼痛。应用柳氮磺胺吡啶，可达到抑制免疫反应及抗炎的目的。并发眼葡萄膜炎时，可用肾上腺糖皮质激素液点眼。

强直性脊柱炎患者的护理如下：

强直性脊椎炎治疗护理的目的是力争延缓病程，减少畸形的发生。

1. 心理护理。本病是隐袭性慢性进行性的关节病。教育患者认识本病，了解防治方法，按要求进行治疗与锻炼，掌握自我护理的方法。这对于减少关节功能障碍、延缓病程直至参加正常的工作和学习尤为重要。

2. 活动基本原则。早期进行适当活动，可减少脊柱及关节畸形的程度。每日进行脊柱及髋关节的屈曲与伸展锻炼 2 次，每次活动量以不引起第 2 髋关节症状加重为限。活动前应先按摩松解椎旁肌肉，可减轻疼痛，防止肌肉损伤。同时，水疗、超短波等物理治疗方法，可起到解除肌肉痉挛、改善血液循环及消炎止痛的作用。

3. 延缓畸形的护理。维持直立姿势和正常身高。睡低枕以减少颈椎前弯。睡硬板床。平时注意减少脊椎的负重，避免长期弯腰活动。过于肥胖的患者，应减轻体重，从而减轻关节的负担。

4. 预防感染。由于胸廓受累，易发生肺部感染，应鼓励患者每日进行扩胸运动及深呼吸。对生活不能自理患者，给予翻身拍背，鼓励咳嗽。同时，注意补充营养，增强机体抵抗力。并发眼葡萄膜炎时，定时冲洗眼滞留的分泌物，保持结膜囊清洁，眼部不宜遮盖，以免发生感染。

5. 用药护理　应用柳氮磺胺吡啶期间，应定期检查血象，对粒细胞降低者，应采取保护性隔离措施。同时，定期检查肝肾功能，加强对肝肾功能的保护。

应用非甾体抗炎药期间的护理要点，详见本节类风湿性关节炎有关内容。

三、多发性肌炎、皮肌炎

多发性肌炎、皮肌炎是主要累及四肢近端和躯干横纹肌的弥漫性炎性疾患。如肌炎同时伴特征性皮疹和皮肤水肿，则称为皮肌炎。病因迄今不明。近年来研究发现，患者肌肉内皮细胞、血管内皮细胞胞核内、细胞质内有似粘病毒样物质，血清中柯萨奇病毒 B 的中和抗体滴度增高，提示可能与病毒感染有关。也有报告，在患者血中有抗核糖核蛋白（RNP）抗体、抗多发肌炎-1（PM-1）抗体等自身抗体，提示本病为自身免疫病。此外，某些肌炎病例与恶性肿瘤之间存在一定的联系。

临床表现为起病缓慢，逐渐出现对称性近侧肌群软弱无力，肌肉肿胀，肌力下降，表现为下蹲、起立、抬腿、抬头、举物、抬臂、吞咽、发音，甚至呼吸等动作困难。而急性多发性肌炎则发病迅速，伴有或不伴有水肿性皮疹，严重患者全身症状有发热、关节疼痛和体重迅速下降。肌炎早期均有肌肉压痛和运动痛，晚期可出现肌萎缩。

皮肌炎的皮肤损害可先于或与肌肉受累同时发生。向阳性皮疹是在患者上眼睑出现一种特殊的均匀性暗紫色肿胀，此为皮肌炎特征。病变还可累及心、肺、胃肠道，以致功能障碍，甚至丧失。部分患者可合并肿瘤，以肺癌、乳腺癌、胃癌及子宫癌为多见。

药物治疗以糖皮质激素为首选药物，必要时可加用免疫抑制剂。

多发性肌炎、皮肌炎患者的护理如下：

本病病因不明，渐进性肌力下降，给患者造成很大心理负担和生理功能障碍。护士应耐心、细致地做好心理护理和生活护理，帮助患者认识疾病，鼓励患者树立战胜疾病的信心，配合治疗，争取病情的缓解。

急性多发性肌炎患者，病情发展迅速，临床症状严重，应卧床休息，避免肌肉损伤。严密观察病情变化，如呼吸肌无力而出现的呼吸困难甚至窒息，及心肌受损而出现严重的心律失常等，均应做好各种抢救准备。

缓解期患者肌酶谱、肌活检、肌电图皆好转或趋于正常，可适量活动，逐渐锻炼肌力。每日行温水浴，按摩肌肉，鼓励患者尽量自己料理生活，以提高动作协调能力，延缓肌力下降和肌肉萎缩过程。同时，注意避免日光暴晒或受冻。女性患者尽量避免妊娠，以免病情复发或恶化。

给予营养丰富、易消化、高蛋白、多维生素饮食，利于肌力恢复。对吞咽困难者，给予半流质或流质饮食，宜采用少量多餐的方法。进食有呛咳者必要时给予鼻饲，避免引起吸入性肺炎。

皮肤护理极为重要。皮肌炎急性期，皮肤仅表现红肿或出现小疱，局部可使用炉甘石洗剂或单纯粉剂涂抹。如有渗出可使用 1∶8000 高锰酸钾溶液或 3%硼酸溶液冷湿敷。

发生皮肤破溃时应防止皮肤感染。皮损局部保持清洁、干燥，尽量不予包扎。每日更换衣裤、被单，保持清洁卫生，减少感染机会。如皮损并发感染，应做细菌培养，根据结果，采取相应的处理。

用药护理详见本节系统性红斑狼疮有关内容。

四、系统性硬化症

系统性硬化症是以皮肤、滑膜及指（趾）动脉出现纤维化或退行性变化为特征的一种全身性结缔组织疾病。病因尚不明了，一般认为可能与自身免疫反应、遗传因素、结缔组织代谢异常和自主神经功能紊乱有关。

临床表现常见面部和双手水肿、僵硬、皮纹消失、皮肤光滑而细薄、面容刻板、张口困难。同时，伴有手指或足趾短时间的肤色苍白一红紫一恢复正常的雷诺现象。关节肿痛、强直；皮肤变硬、挛缩；关节畸形固定。因骨缺血、溶解、吸收，致手指缩短。

本病还可累及肺、心、肾及胃肠道，以致脏器的功能紊乱、衰竭。

本病尚无根治方法，主要采用对症治疗和支持疗法。如累及心脏出现心包积液等，可应用糖皮质激素治疗。应用青霉胺抑制胶原纤维结节，使皮肤柔软。应用硝苯地平，降低雷诺现象发作频率。

系统性硬化症患者的护理如下：

1．皮肤护理。硬皮病患者的皮肤极易发生裂，由于血管病理改变，皲裂难以愈合并易发生感染。因此，患者应保持皮肤清洁，每日或隔日进行热水浴。同时，避免使用碱性较强的肥皂，并涂护肤油脂，以保护皮肤。

根据气候变化，及时实施保暖或散热措施，采用升高室温，增添衣服等方法进行保暖；采用降低环境温度、浸浴等进行散热，以替代皮肤部分功能。尽量避免皮肤损伤，一旦出现要积极预防感染，缩小创面，促进愈合。

2．疼痛的护理。由于肢端血管管腔变窄，痉挛收缩，造成肢端皮肤苍白疼痛，可使用硝酸甘油膏剂涂擦局部皮肤，以改善症状。同时，应稳定患者情绪，避免激动；减少刺激血管收缩的因素，如寒冷、吸烟等，维护肢端血运通畅，减轻症状。

注意观察雷诺现象发生频率及持续时间，观察皮肤病变程度、范围及颜色的变化，以了解病情发展程度。

3．缓解关节障碍的护理。为减缓四肢皮肤硬化和纤维化所造成的活动障碍及肌肉因废用而发生的萎缩，可根据情况，每日做多次肢体屈曲、伸展及关节旋转运动。运动前应进行肢体按摩，以缓解肌肉的紧张度。

4．内脏受累患者的护理。肺脏受累是本病常见受累器官之一，肺纤维化造成弥散和通气障碍，呼吸困难，最终可并发感染，危及生命。其护理可参照呼吸系统疾病的护理。

对胃肠受累的患者，在加强营养的基础上给予易消化饮食或半流食，利于吞咽，减轻胃肠负担。吞咽困难者，进食时需细嚼慢咽。对消化吸收不良或脂肪泻患者，给予低脂饮食。对并发有食管裂孔疝、食管炎、食管反流及食管狭窄者应积极治疗。对心肌纤维化并发心脏功能障碍者的护理参见第二节循环系统疾病护理。

6. 心理护理。本病有自行缓解倾向，许多症状受精神因素的影响。护士应努力做好耐心细致的解释工作，帮助患者树立信心，掌握自我护理的技能，使其保持乐观的情绪，积极配合治疗。

（孟　静　赵方方　商振圆　王　瑞）

第五章 外科疾病护理

第一节 普外科疾病护理

一、乳腺癌

乳腺癌是女性常见恶性肿瘤，多见于40岁以上妇女。乳腺癌病因至今尚不十分清楚，目前认为与内分泌、遗传及饮食等因素有关。

主要临床表现为乳房肿块，乳房外形隆起或凹陷，局部皮肤呈橘皮样变。某些患者有乳头异常溢液及乳房疼痛、腋下淋巴结肿大等症状。

治疗原则是早期乳腺癌患者应手术治疗，晚期患者可行放疗、化疗及激素治疗。

乳腺癌手术患者的护理如下：

1．术前护理

（1）心理护理：乳腺是女性重要的性器官，乳腺切除不但对女性形体产生一定的影响，而且使女性心理受到重大打击。护士应加强与患者的交流，了解患者对手术的心理承受力，帮助患者做好充分的思想准备，勇敢地接受现实，树立战胜疾病的信心。

（2）患者乳头有溢液或肿瘤局部破溃者，应及时给予更换敷料，保持局部皮肤清洁。

2．术后护理

（1）伤口护理：术后伤口使用绷带加压包扎48～72小时，以防止皮下形成积液、血肿而影响伤口愈合。要随时观察伤口敷料有无渗血、绷带松紧度及加压包扎后患肢远端血运情况。如发现肢端肤色发绀、温度低，应及时放松绷带。

（2）负压引流管护理：伤口负压引流管一般放置24～48小时。指导患者床上活动时保护引流管，防止扭曲。妥善固定，防止滑脱。随时观察引流情况，发现血块堵塞及时清除，保持引流通畅，避免因创面积液导致皮瓣或所植皮片坏死；使用适当负压吸引力，避免因吸力过大引起伤口出血。

（3）患侧上肢护理：术后3日内患侧上肢制动，患侧上肢垫软枕，取抬高外展位。观察肢端血运、温度及有无肿胀。不要在患侧上肢测量血压及静脉输液，防止淋巴及血运障碍。术后3～5日，鼓励患者活动患侧上肢，进行功能锻炼。从握拳、屈腕、屈肘开始，逐步增加肩部活动，直到能将患侧上肢高举过头且可以做梳头的动作为止。

（4）健康指导：乳腺癌为浅表肿瘤，易发现。早期治疗效果好。应定期就医检查，并定期做自我检查。以预防为主，增强自我保健意识。乳腺检查应每月1次，选在月经后1周进行，此时乳房最松弛，容易检查。自我检查步骤如下：

第一步：双手下垂，观察乳房外形，有无隆起、凹陷、橘皮样变，乳头有无回缩、溢液，乳晕有无湿疹。

第二步：两臂高举过头，看乳房外形，有无不规则凹陷或突起。

第三步：仰卧，肩下垫薄枕，一侧手臂高举过头，使同侧乳腺平铺于胸壁，用对侧手沿顺时针方向仔细检查乳房各部位有无肿物。

第四步：手臂放下，触摸腋窝有无肿大的淋巴结。

二、胃及十二指肠溃疡

胃及十二指肠溃疡是常见的消化道疾病。目前认为发病与胃酸分泌过多和精神神经因素有关。临床主要表现为腹上区节律性疼痛、恶心、呕吐及排柏油样便等。当胃及十二指肠溃疡反复发作，渐进性加重，内科治疗效果不佳或发生出血、穿孔及幽门梗阻时，可行胃大部切除手术治疗。

胃及十二指肠溃疡手术患者的护理如下：

1．术前护理

（1）饮食：胃及十二指肠溃疡患者往往长期受疾病困扰，体质较差，术前饮食要量少而精，选用高价营养食物，如鱼、蛋、乳、巧克力等，辅以维生素C含量高的水果、蔬菜。主食以软饭、面食为主，保持少食多餐，以增强患者机体对手术的耐受力。部分幽门梗阻者可选用少量流食。如并发出血、穿孔、完全幽门梗阻者要禁食。

（2）洗胃：伴有幽门梗阻的患者术前3日用生理盐水洗胃，以减轻胃壁水肿及炎症。每日洗胃1次，使用生理盐水200ml～500ml，依具体情况而定。并注意观察胃液性质。

2．术后护理

（1）胃肠减压护理：调节适当的负压吸引力，若吸力过小，胃液滞留，加重对伤口的压力；若吸力过大，可引起胃黏膜出血。胃管要固定牢固，严防脱出。定时检查及冲洗胃管。保持胃肠减压通畅，4小时冲洗1次，冲洗量不可超10ml。冲洗胃管时动作要轻柔，不可骤然用力，以免引起吻合口损伤。指导并协助患者排痰，嘱患者不要将分泌物咽下，以免阻塞胃管。观察胃液的颜色、性质及量，并准确记录引流量。由于胃管刺激，患者常感口咽干燥不适，护士应体谅患者，耐心安慰患者，并做好口腔护理。一般术后3～4日，患者肠蠕动恢复，可根据情况拔除胃管。

（2）症状观察及护理：①出血：术后24小时可从胃管抽出少量暗红或咖啡样胃液，一般不超过300ml～600ml，并逐渐减少。如果胃管内引流出大量鲜红色胃液，患者出现头昏、脉快、呕吐、黑便及血压下降，应考虑为胃内出血。及时通知医生，给予凝血、止血药物。②倾倒综合征：由于胃大部切除后丧失了幽门括约肌，食物失去控制，未经与胃液充分混合、稀释即过快地进入空肠呈高渗浓度，因渗透作用将大量体液“吸入”到肠组织，使循环血量骤然减低，使患者在进食后出现上腹胀痛、心慌、头晕、出汗、呕吐、腹泻，甚至虚脱。应立即帮助患者平卧，数分钟后可缓解。应向患者解释发生这种现象的原因。帮助患者调节饮食种类，多食易消化的蛋白、脂肪类食物，控制糖类的摄入。指导患者取半卧位缓慢进食，进餐时和进餐后不要饮水。多数患者在半年至1年内能逐渐自愈。

（3）饮食：术后拔除胃管后，可少量饮水，每次4～5汤匙，2小时左右1次。如无不适反应，第2日可进半量流汁饮食，如糖水、橘汁，每次50ml～80ml。第3日增加至全量，每次100ml～150ml，并避免选用胀气的食物，以蛋汤、菜汤、藕粉等为宜。如果一切正常，第4日可食用稀粥等低脂肪半流食；逐渐食用软饭，10～14日后可食干饭。主食与配菜都应软烂易于消化，每日5～6餐，忌食生冷、油炸、刺激性及易胀气的食物。

（4）健康指导：患者出院后，饮食要有规律，掌握好进餐时间。术后1个月内应每日5～6餐，以后视自身具体情况逐渐减少餐次，适应正常进餐时间。食用易消化饮食，应忌烟酒。同时，情绪要保持稳定，生活要有规律。

三、胆石症

胆石形成的原因目前尚不明确，某些学者认为可能与代谢失调或胆道感染有关。胆石分胆囊结石、胆总管结石与肝内胆管结石。胆石症常伴有炎症。临床表现为上腹痛、发热、恶心、呕吐，有时伴有黄疸等症状。根据结石生长的部位不同，可通过不同术式进行治疗。

胆石症手术患者的护理如下：

1．术前护理

（1）饮食：患者应选用低脂肪、高蛋白、高糖饮食。因为脂肪饮食可促进胆囊收缩排出消化液，会加剧疼痛。

（2）术前用药：严重的胆石症发作性疼痛可使用镇痛剂及解痉剂缓解，但应避免使用吗啡，因吗啡有收缩胆总管的作用，可加重病情。

（3）病情观察：对于急性胆石症患者应注意观察其体温、脉搏、血压、尿量及腹痛情况，及时发现有无感染性休克征兆。注意患者皮肤有无黄染、粪便颜色变化，以确定有无胆道梗阻。

2．术后护理

（1）症状观察及护理：定时观察患者生命体征变化，注意有无血压下降、体温升高及尿量减少等全身中毒症状，及时给患者补充液体，保持出入量平衡，保证水及电解质平衡。

(2)T 形管护理：胆总管切开放置 T 形管的目的是引流胆汁，使胆管减压。T 形管护理应注意以下几点：①保持管道在正常位置，固定牢固，防止扭曲及打折。嘱患者采取正确卧位及床上活动方式，同时注意保护管道，防止因早期脱落引起胆汁性腹膜炎。②保持 T 形管无菌。每日更换引流袋；患者下床活动时引流袋应置于胆囊水平面以下，避免胆汁回流。术后 7 日内不能加压冲洗 T 形管，防止污染的胆汁回流至腹腔。③观察并记录每日胆汁引流量、颜色及性质，并保持引流通畅，防止胆汁淤积引起感染。一般术后胆汁引流量为 200ml～400ml，如无胆汁流出，应考虑是否有碎石、血块、泥沙样结石淤积，或蛔虫钻入胆管所致。可用注射器抽吸 T 形管，并观察患者有无寒战、发热及腹痛等症状，以及早发现有无胆汁性腹膜炎。

（3）拔管：如果 T 形管引流通畅，胆汁色淡黄、清亮、无沉渣且无腹痛、无发热等症状，术后 10～14d 可夹闭管道。开始每日夹 2～3h，无不适可逐渐延长时间，直至全日夹管。此过程要观察患者的耐受情况，有无体温增高、腹痛、恶心、呕吐及黄疸等不适。经 T 形管造影后如显示胆道通畅，则于造影后再引流 2～3d，以及时排出造影剂。因为注射造影剂的压力可使细菌通过肝窦进入血液循环，同时造影剂的刺激可引起发冷、发热等症状，经过引流观察患者无特殊反应，可拔除 T 形管。

四、门静脉高压症

门静脉高压症是指门静脉系统中血流受阻，血液淤积，压力增高。我国门静脉高压症大多由肝硬化引起。临床主要表现为脾肿大、呕血或黑便，严重者伴腹水等症状。外科手术治疗可达到预防和治疗食管胃底静脉曲张出血、纠正脾功能亢进及减少腹水的目的。

门静脉高压症手术的患者护理如下：

1．术前护理

（1）饮食：帮助并指导患者进食高热能、低蛋白、多维生素及少渣饮食，这有助于减少氨的吸收及对肝功能的损伤；避免进食粗硬、油炸及有刺激性的食物，防止损伤食管胃底曲张静脉，引起大出血。

（2）肠道准备：碱性溶液可促进氨的吸收，加重病情，故肠道准备时禁用肥皂水灌肠。可口服50%硫酸镁或使用盐水灌肠清洁肠道。

（3）术前放置胃管时，应选用细管，多涂润滑油，动作要轻缓。

2．术后护理

（1）症状观察及护理：①出血：患者肝功能障碍，凝血机制差，极易引起出血。护士要注意观察术后患者的面色、皮肤、血压、脉搏、尿量及腹腔血流量，观察有无出血倾向。胃肠减压吸力不宜太大。注意保持患者情绪稳定，不宜在床上过度活动。术后24小时可半卧位。②血栓：观察患者有无急性腹痛、腹胀及腹膜刺激征状，及时发现有无肠系膜血管栓塞或血栓形成。③肝昏迷：门静脉高压分流术致使大部分门静脉血转流至腔静脉，来自肠道血液的代谢产物不经过肝脏解毒直接进入体循环，极易引起肝昏迷。因此，术后要观察患者意识变化；少用或不用吗啡类药物，慎用安眠药；监测体温变化。及时给予抗生素，预防感染。减少诱发肝昏迷的因素。

（2）正确记录出入量，注意水、电解质平衡：对使用利尿剂的患者，应监测血钾及血钠，防止发生低钠及低钾血症。观察患者尿量，以了解肾功能情况，预防肝肾综合征。

3．健康指导

（1）患者应牢记饮食原则，宜进食新鲜、易消化、多维生素、多糖饮食，适量食用蛋白质及脂肪类食物。禁忌饮酒及饱食。

（2）患者应继续坚持保肝治疗，不要服用对肝脏有害的药物。

（3）患者生活要有规律，劳逸结合，自我监测有无出血迹象，发现异常及时就诊。

第二节　心胸外科疾病护理

一、肺癌

病因不清，可能与吸烟、环境污染、职业及个体内在因素有关。

咳嗽为肺癌的常见症状，随着病情加重，咳痰中可带有血；肺癌晚期可导致大咯血。当肿瘤侵犯胸膜及喉返神经时，可引起胸闷、胸痛、胸腔积液、憋气及声音嘶哑等。

主要是采取手术治疗。根据病变部位、大小、病理类型及全身情况，可行肺叶切除、肺段切除或全肺切除等，亦可采用放射治疗和化学治疗。

肺癌手术患者的护理如下：

1．术前护理协助患者排痰，清除呼吸道分泌物，保持其通畅。吸烟患者绝对戒烟，并注意口腔卫生，早晚各刷牙 1 次或给予口腔护理，以避免术后并发症。鼓励患者适当活动，增加心肺功能。

2．术后护理

（1）体位：患者麻醉未清醒前，采取平卧位，头偏向一侧；清醒后改为半卧位，以增加肺活量，并有利于胸腔引流。肺叶切除术后的患者，若呼吸功能较差，禁止采取健侧卧位，以免影响呼吸。全肺切除术后，应采取半卧位．禁止侧卧位，以免引起纵隔过度移位及大血管扭曲导致循环呼吸异常。

（2）呼吸治疗和护理：协助患者有效排痰是预防术后肺炎、肺不张的重要环节。为了减轻患者因咳痰引起的伤口疼痛，护士可采取以下方法：护士站在患者非手术侧，伸开双手，五指合拢，越过中线，双手分别置于患者胸部前后，压紧伤口，待患者咳嗽时稍加用力。为了稀释痰液、利于排痰，每日给予雾化吸入2～3次，每次20min。另外，术后应训练患者吹瓶、吹气球，亦可使用呼吸治疗仪，以促进肺泡完全膨胀，减少肺不张的发生。

（3）胸腔闭式引流管的护理：安置胸腔闭式引流管的目的，是为了排出胸膜腔内的气体和液体；重建胸腔负压使肺复张；平衡压力，预防纵隔移位及肺受压缩；观察胸腔引流液的性质、颜色和数量。胸腔闭式引流方法：①准备：备好引流装置。②置管部位：上肺切除术后，为消灭残腔，防止积液，要在锁骨中线外侧第2肋间及腋中线第8肋间分别置入上下两根胸管，前者为排出气体，后者为排除液体。全肺切除术后虽置胸管，但要夹闭，以防纵隔摆动，要定时开放，排出术后积存的胸液，48小时后拔除；脓胸者胸管应置于脓腔最低点。③影响引流的因素：水封瓶放在患者胸部水平下60cm～100cm，严禁高于患者胸部。引流管长短适宜，太短可因剧烈咳嗽或深呼吸引起胸腔积液回流，造成胸腔污染；太长易扭曲，增大呼吸道无效腔，且不易引流，影响肺膨胀。患者取半卧位有利于引流。患者在翻身或活动时，防止胸管受压、打折、扭曲和脱出。保持引流通畅，术后早期每15min挤压胸管1次，正常情况下可见长管中水柱上下波动4cm～6cm，且有气体或液体排出。随着肺不断膨胀，波动逐渐减少，直至停止。维持引流系统密封。水封瓶的长管置于液面下2cm～3cm。套管接头部位应用胶布固定，避免脱开。④预防感染：水封瓶内加无菌生理盐水500ml，倾倒弓I流液时严格无菌操作，以免逆行感染。⑤观察记录引流液量：术后前5个小时需记录每小时引流量，正常应每小时少于100ml，24h少于500ml，引流液的颜色由鲜红色逐渐变为淡红色。⑥拔管指标：胸腔闭式引流管安置48h后，如肺完全复张，12小时内引流液少于50ml，无气体排出，水柱无波动，听诊呼吸音清晰，即可拔管。拔管后用无菌油纱堵塞引流口，以防气胸。同时，注意观察有无呼吸困难、皮下气肿及渗液等。

二、食管良性狭窄

食管良性狭窄是由于误食强酸、强碱后，造成化学性食管烧伤，引起食管瘢痕性狭窄；食管炎或食管手术后吻合口处也可形成瘢痕，引起狭窄。

临床表现为下咽困难，梗阻严重者不能进食。患者因营养摄入不足常伴消瘦、脱水症和水、电解质紊乱。

根据病情严重程度分别行食管扩张术或手术切除狭窄部位，以胃、小肠或结肠代替食管。

食管良性狭窄手术患者的护理如下：

1．术前护理

（1）误服强酸或强碱后，应立即饮温开水以冲洗和稀释残留的化学制剂。对食管烧伤严重者，禁忌洗胃或饮水，以防后纵隔感染。

（2）体弱及消瘦的患者要加强营养，不能进食者可先行胃肠外营养，等一般情况改善后再行手术治疗。

2．食管扩张术后护理

（1）术后须禁食24h，以后可进流食；如无不适症状，进食通畅，可逐步过渡到半流食、普食；如仍进食困难，可延长禁食时间，并给予静脉营养。

（2）术后如发现呕血，可用等渗冰盐水200ml，加入去甲肾上腺素7mg，分4次经胃管注入食管，用以止血。

(3)食管扩张术无效者应手术治疗。手术后护理同食管贲门癌手术后护理。

3．出院指导

（1）教育患者勿乱饮性质不明的液体，加强对腐蚀剂的管理。

（2）勿暴饮、暴食，勿酗酒及进食刺激性食物，饭后不宜剧烈活动，以免引起食管炎。

三、食管贲门癌

病因尚不清楚，目前认为与不良的饮食习惯、饮酒、食物中大量的亚硝胺化合物、微量元素缺乏、食管慢性炎症及遗传因素有关。

常见临床症状为进行性吞咽困难，进食哽噎感、异物感及日渐消瘦。常伴有呕吐、胸骨后烧灼感、刺痛感。晚期可因侵犯周围组织引起固定性背痛、刺激性咳嗽、呛咳、声音嘶哑等。亦可见锁骨上淋巴结肿大。

治疗上段食管癌多采用放射治疗；中、下段食管癌常采用手术治疗。晚期不宜手术治疗者，可先行空肠造瘘术，以解决患者进食问题，然后再行放射治疗或化学治疗。

食管贲门癌手术患者的护理如下：

1. 术前护理。多数患者有不同程度的营养不良，为改善患者营养状况，纠正贫血、低蛋白血症和水、电解质平衡紊乱，应合理安排患者饮食，提供高蛋白质、高热能、少纤维的流食或半流食。对不能进食者，可给予胃肠外营养支持或空肠造瘘灌注营养要素。

2. 术后护理

（1）饮食的管理：胃肠蠕动未恢复正常前禁忌饮水或进食。一般术后5～6d开始进清流食，每次100ml，每日6次。术后约第10d给予全流食。术后第15d可给予半流食。在患者未能进足够饮食前给予静脉输液以补充营养。

食管胃吻合术后的患者，若有胸闷或进食后呼吸困难，多是由于胃上提，入胸腔后，压迫肺脏所致。此时患者应少食多餐，经 1～2 个月后，此症状可缓解。这是由于：①胸胃粘连、固定，限制了胃肠扩张，减缓了对肺的压迫。②胸胃运动功能恢复，具有一定的排空能力。③手术侧肺功能的恢复。

贲门癌切除术后，由于胃液易反流至食管，患者常出现反酸，平卧时加重。此类患者在饭后 2h 内不宜卧床，睡眠时可将枕头垫高。

有些患者进食后出现呕吐，这多是由于进食太快、太多或因吻合口水肿所致。严重者应禁食，给予胃肠外营养，待 3～4d 水肿消退后再继续进食。如术后 2 个月左右出现下咽困难，应做食管碘油造影，以排除吻合口狭窄。

食管贲门手术后严禁暴饮、暴食或进硬质、块状食物。药片、药丸类应研粉化水后服用，以免导致吻合口梗阻。

（2）吻合口瘘的观察：吻合口瘘是由于愈合不良而致吻合口存在漏隙，使食物及消化液经瘘口进入胸腔引起胸腔内感染，是食管手术后最严重的并发症，其病死率高达 50%。吻合口瘘的表现为：呼吸困难、胸腔积液及全身中毒症状，包括黄疸、高热、咳喘、白细胞计数升高，甚至出现菌血症。诊断方法：口服亚甲蓝后，1h 之内胸管处流出蓝色液体或行食管造影。吻合口瘘出现后要立即禁食，给予胸腔引流、抗感染治疗、维持营养及对症处理。某些病例出现吻合口瘘，可早期再次手术。

四、纵隔肿瘤

病因尚不明确。原发性纵隔肿瘤多为良性，只有少数属恶性肿瘤，最常见的有神经纤维瘤、畸胎瘤和胸腺瘤。

良性肿瘤生长缓慢，早期无明显症状，常在查体时发现；恶性肿瘤可表现消瘦、贫血、胸闷、疼痛、恶病质等症状。胸腺瘤常并发重症肌无力。

主要是采取手术治疗，转移性肿瘤不宜手术治疗，可采取放射治疗或化学治疗。

纵隔肿瘤患者的术后护理如下：

1. 重症肌无力患者行胸腺切除手术后，要给予呼吸机辅助呼吸。此时，注意保持呼吸道通畅，及时清除呼吸道内分泌物，充分给氧，预防肺部感染。

2. 切除有感染的畸胎瘤或囊肿后，要严密观察胸腔有无感染，注意体温变化，观察切口愈合情况。

3. 术后鼓励并协助患者咳嗽、排痰，促使肺复张，防止肺炎。

4. 严密观察胸内出血情况，记录每小时胸腔血流量。正常胸腔引流量为术后第 1 个 24h 少于 500ml。如发现胸腔引流液色鲜红，术后 5h 内每小时引流量大于 100ml，应考虑有活动性出血，需采取积极止血措施，必要时开胸止血。

5. 重症肌无力患者行胸腺切除后，禁忌使用乙酰胆碱类药物，以免诱发肌无力危象。

第三节　神经外科疾病护理

一、颅内肿瘤

颅内肿瘤的病因目前尚不清楚，可能与先天性遗传因素、物理或化学因素有一定关系。颅内肿瘤包括神经胶质瘤、脑膜瘤、听神经鞘瘤、垂体腺瘤、颅咽管瘤及转移瘤等。

颅内肿瘤的主要症状为头痛、恶心、呕吐及视盘水肿。可伴有神经功能障碍，如肢体瘫痪、感觉障碍、视力减退、精神症状和语言障碍等，严重时可发生脑疝而危及生命。听神经鞘瘤早期可出现耳鸣、耳聋，随后出现三叉神经痛、面神经障碍和小脑病变症状。颅咽管瘤患者以生长发育缓慢、多尿等内分泌症状为主要特征。

治疗以手术治疗为主，可辅助以放射治疗、化学治疗等。

颅内肿瘤手术患者的护理如下：

1．术前护理

（1）颅内压增高的护理：颅内占位病变随着病情发展均会出现颅内高压症状。由于呼吸道梗阻、剧烈咳嗽、用力排便等还可导致颅内压骤然增高而发生脑疝。因此，患者应注意保暖，预防感冒；适当应用缓泻剂，保持大便通畅。另外，还可采取以下措施以降低颅内压：①使用脱水剂，以减轻脑水肿。②床头抬高 15。～30。以利颅内静脉回流，减轻脑水肿。③充分给氧改善脑缺氧，使脑血管收缩，降低脑血流量。④控制液体摄入量。⑤高热者立即降温，防止机体代谢增高，加重脑缺氧。

（2）注意保护患者：对出现神经系统症状的患者应视具体情况加以保护，如防止健忘患者走失；督促癫痫患者按时服药；运动障碍患者应卧床休息；躁动患者给予适当约束，放置床档，防止坠床摔伤和自伤。

（3）病情观察：严密观察病情变化，当患者出现意识障碍、瞳孔不等大、缓脉、血压升高等症状时，提示有发生脑疝的可能，应立即报告医生。保持呼吸道通畅，迅速静脉滴注脱水剂，并保留导尿管，以了解脱水效果。迅速紧急做好术前特殊检查及手术准备。

2．术后护理

（1）卧位：患者清醒后抬高床头 15°～30°以利静脉回流，减轻脑水肿，降低颅内压。

（2）病情观察：严密观察生命体征，肢体活动，特别是意识及瞳孔的变化。术后 24 小时内易出现颅内出血及脑水肿引起脑疝等并发症，当患者意识由清醒转为嗜睡或躁动不安，瞳孔逐渐散大且不等大，对光反应迟钝或消失，伴对侧肢体活动障碍加重，同时脉缓、血压升高，要考虑颅内出血或脑水肿的可能，应及时报告医生，立即使用脱水剂进行救治。

（3）应用脱水剂注意事项：遵医嘱使用 20%甘露醇液是临床常用脱水剂，应注意输入速度，一般 20%甘露醇液 250ml 应在 20～30min 内输完，防止药液漏于血管外，以免造成皮下组织坏死；不可与其他药物混用；血压过低时禁止使用。

（4）脑室引流的护理：须脑室引流的患者按脑室引流护理常规进行护理。

（5）保持出入量平衡：术后常通过静脉补充营养及电解质，应注意补液速度不宜过快，一般根据出量决定补液量，以免入量过多，加重脑水肿。

（6）骨窗的护理：胶质瘤术后，为了起到减压的作用，一般将患者颅骨骨瓣去除或游离，成为骨窗或游离骨瓣。骨瓣去除后脑组织外只有头皮保护，易受伤，应加强保护。通过骨窗还可直接观察到颅内压变化情况，如骨窗处张力较大或脑组织膨出，说明颅内压增高，应采取措施降低颅内压。

（7）功能锻炼：术后患者常仍有偏瘫或失语，要加强患者肢体功能锻炼和语言训练。协助患者肢体被动活动，按摩肌肉，防止肌肉萎缩。耐心辅导患者进行语言训练，指导患者从简单发音开始，逐步发多个音，鼓励患者及家属建立信心，平时给患者听音乐、广播等，刺激其听觉中枢，及早恢复健康。

二、垂体腺瘤

垂体腺瘤系发生于垂体前叶组织的良性肿瘤，根据其分泌激素的特点分为：

①功能性垂体腺瘤，包括生长激素腺瘤、催乳素腺瘤、促肾上腺可的松腺瘤、混合型腺瘤等。②无功能性垂体腺瘤。

垂体腺瘤为内分泌腺瘤，不同类型垂体腺瘤可有不同临床症状，如生长激素腺瘤在成人表现为肢端肥大症，在青春期以前呈巨人症；催乳素腺瘤患者则表现为女性闭经、溢乳及不育，男性为乳房发育、溢乳及阳痿；促肾上腺可的松腺瘤患者表现为库欣综合征，如向心性肥胖、满月脸、高血压、多毛、月经失调、痤疮及紫纹等。如果肿瘤增大，压迫周围组织，则出现头痛、视力减退、视野缺损、眼睑下垂及眼球运动功能障碍等压迫症状。

治疗原则以手术为主，也可行药物和放射治疗。

垂体腺瘤手术患者的护理如下：

1．手术前护理

（1）预防术后伤口感染：经蝶窦垂体腺瘤切除术患者，术前3日常规使用抗生素，复方硼砂溶液漱口，用0.25%氯霉素眼药水及新麻液滴鼻，每日4次，每次2～3滴，滴药时采用平卧仰头位，使药液充分进入鼻腔。

（2）皮肤准备：经蝶手术患者需剪鼻毛，操作时要精神集中，动作轻稳，防止损伤鼻黏膜而致鼻腔感染。观察有无口鼻疾患，如牙龈炎、鼻腔疖肿等。如有感染存在，须暂停手术。另外，行右股内侧备皮10～20cm^2，以便手术中取皮下脂肪填塞蝶鞍。

2．经蝶手术后护理

（1）生命体征的监测：麻醉清醒前每30min测量生命体征1次，清醒后每小时测量1次，24h后每2～4h测量1次。

（2）卧位：麻醉清醒后均采取头抬高15°～30°的卧位，以利伤口引流，减轻头部水肿。如术中发现有脑脊液鼻漏者，术后需去枕平卧 8～10d。

（3）伤口护理：术后 3d 鼻腔充填纱条取出后，用 0.25%氯霉素眼药水及新麻液滴鼻，每日 4 次，每次 2～3 滴，防止感染。股内侧伤口隔日换药 1 次，10d 后拆线。

（4）口腔护理：由于术后鼻腔用纱条填塞止血，患者只能张口呼吸，应加强口腔护理，并用湿纱布盖于口唇外，保持口腔湿润，减轻不适。

（5）术后并发症的观察及护理：①水及电解质紊乱：由于手术对垂体后叶及垂体柄的影响，术后尿崩症的发生率较高，故需监测每小时尿量，准确记录出入量，经口或静脉合理补液，保持出入量平衡。由于尿液大量排出，可造成低血钾，应进行血生化检查，及时纠正水、电解质紊乱。②脑脊液鼻漏：因手术中损伤鞍膈所致。脑脊液鼻漏常发生于术后 3～7d，尤其是术后 3d 拔除鼻腔填塞纱条后，可见患者鼻腔中有清亮液体流出。因脑脊液内含有葡萄糖，可用尿糖试纸检测，如为阳性，即为脑脊液鼻漏。患者应绝对去枕平卧 2～3 周，禁止用棉球、纱条、卫生纸等填塞鼻腔，以防逆行感染。⑧垂体功能低下：由于机体不适应激素的变化而引起。常发生于术后 3～5d，患者可出现头晕、恶心、呕吐及血压下降等症状。此时应检查血钾浓度，以便与低血钾相鉴别。一般给予氢化可的松 100mg 加入 5%葡萄糖溶液中静脉滴注即可缓解。④颅内出血：常在术后 24 小时内发生。患者出现意识障碍、瞳孔及生命体征变化、视物不清及视野缺损等，均提示颅内出血的可能。应密切观察病情变化，及早发现，及时通知医生进行处理。

三、缺血性脑血管病

缺血性脑血管病的病因很多，以颅内外动脉粥样硬化为其主要原因之一。

它可导致血管狭窄或闭塞而引起脑供血不足、脑组织坏死。

临床表现有一过性黑蒙、病变对侧肢体麻木、感觉减退或异常、上下肢肌力减弱、面肌麻痹、语言障碍、偏盲、眩晕、共济失调、复视、构音及吞咽困难等。严重时可发生脑卒中，甚至遗留瘫痪等残疾。

治疗原则以内科治疗为主。目前，外科主要采取颈内动脉内膜剥脱修补术，并提倡手术应在未发生脑卒中前实施。

缺血性脑血管病手术患者的护理如下：

1．术前护理。控制血压，预防病情恶化。缺血性脑血管病患者多伴有不同程度的高血压，而高血压常使动脉粥样硬化的发展加速加重，从而造成脑组织供血不足引起局部脑组织坏死，导致一系列临床症状。故应监测血压的变化，指导患者按时服降压药，做好心理护理，减少造成血压升高的紧张因素，防止病情进一步发展。

2．术后护理

（1）药物治疗和护理：手术后给予静脉滴注硝酸甘油，以降低血压。此时，应注意观察血压的变化，术后血压应控制在正常或偏高水平，以防止血压过低、血流缓慢使手术部位形成血栓。故应连续监测血压变化，并根据血压情况调节输液速度。

（2）注意伤口渗血情况，床旁备好气管切开包：因手术部位在颈部，术中及术后应用肝素抗凝治疗，伤口局部易形成血肿，压迫气管、食管及颈动脉、静脉，出现憋气、脑缺血缺氧等症状，所以，应随时观察伤口敷料有无渗血及患者呼吸有无异常，如发现有憋气等异常情况应及时报告医生，并给予吸氧和做好气管切开前的准备工作。

（3）抗凝治疗的护理要点：颈动脉内膜剥脱术后，为防止内膜切除部位血栓的发生，常于静脉或皮下给予肝素或口服华法林等抗凝药物治疗，剂量及疗程视患者具体情况而定。常规每日监测凝血酶原时间和活动度。凝血酶原时间维持在正常值的2～2.5倍，活动度在0.20～0.40。在取血标本时应严格按1：9（抗凝剂：全血）比例采取血标本，比例失调将影响其结果，对临床治疗造成影响。禁止反复穿刺、针灸及腰穿等，以避免组织损伤而引起出血。用药后应注意观察患者皮肤、黏膜、牙龈有无出血点及紫癜，穿刺部位有无出血，观察尿、便颜色并经常留取标本送实验室检查。观察意识、瞳孔及肢体活动情况以了解有无脑出血的发生。备好鱼精蛋白，如发生肝素过量，可立即用药以中和肝素。

（4）心理护理：脑血管意外常为突然发病，患者无思想准备，且发病后伴随而来的是肢体瘫痪、活动障碍及生活不能自理，且手术复杂，患者对此常有恐惧感，所以顾虑多、思想负担重。故护理人员在进行护理时应随时了解患者的心理活动，解除患者的心理负担。每日协助患者肢体活动4～6次，使患者及家属了解肢体锻炼的必要性，得到患者的积极配合，以利于早日康复。另外，护士应向患者介绍术后可能再度出现脑缺血或脑梗死的症状，使他们有思想准备，以防止再发作而出现意外。

（5）出院指导：①嘱患者遵医嘱按时服用抗凝药及血管扩张药，并要注意观察有无出血倾向，如皮肤有无出血点、紫斑及牙龈出血等现象。定期复查凝血酶原时间和活动度。②控制血压，生活上尽量保持安静，避免过度烦躁、疲劳。⑧禁止饮酒、吸烟。④保持饮食的摄入平衡，避免刺激性强的辛辣食物，养成良好的饮食习惯和生活规律。⑤出院后患者如有不适，及时到医院就诊。

⑥定期到门诊复查随诊。

四、枕大孔区畸形

多因寰枕部先天性骨骼发育异常并伴有神经系统及周围软组织发育异常。

临床起病多缓慢，外观可见短颈，后发际低，面部不对称等。神经系统症状为头痛、头晕、枕颈部痛，可伴有共济失调、行动蹒跚及眼球震颤等。病情加重可出现感觉减退、肢体肌肉萎缩痉挛、手指痉挛如弹钢琴样，重者四肢瘫痪。

治疗原则以手术减压为主。

枕大孔区畸形手术患者的护理如下：

1．手术前护理

（1）加强保护，防止跌伤：枕大孔区畸形患者常有共济失调、走路不稳、手脚无力及麻木、痉挛等症状。故患者应卧床休息，减少活动防止跌倒而加重病情。

（2）注意观察呼吸：枕大孔区畸形患者常伴有小脑扁桃体疝，出现呼吸困难，手术后症状可立即改善。术前应注意观察并记录患者睡眠中呼吸的次数，以便术后了解手术效果。

2．手术后护理

（1）卧位：平卧或侧卧位，用马蹄形沙袋固定头颈部。头部不可随意扭转，以免压迫延髓，危及患者生命。

（2）密切观察生命体征：特别是呼吸变化，床旁备好气管切开包，当患者出现呼吸困难、口唇发绀及呼吸不规则时，应立即吸氧并报告医生，做好气管切开前的准备工作。

（3）脱水药物的使用：为防止脑干和上颈部脊髓水肿，影响呼吸，静脉快速滴注20％甘露醇250ml，6～8h1次。

（4）预防并发症，做好基础护理：患者痰多时应随时吸痰，黏稠不易咳出时可做雾化吸入，并注意保暖，避免着凉，以免发生肺炎。枕部放置海绵垫，防止压疮。两小时翻身1次，防止褥疮，翻身时必须保持轴形翻身，即头、颈、脊柱呈一条直线。

（5）功能锻炼：部分患者术前已出现肢体感觉、运动障碍，术后又须卧床2周，易发生肌无力和肌肉萎缩。护士应为患者进行功能锻炼，按摩肢体肌肉，维持肢体功能位，防止肌肉萎缩。2周后患者可下床活动，颈部以颈托固定，有专人扶持，防止跌倒。活动要适量，循序渐进。

第四节　泌尿外科疾病护理

一、肾积水

先天性肾积水最常见的原因是肾盂输尿管连接部梗阻、输尿管膀胱连接部梗阻及原发性膀胱输尿管反流。后天性肾积水可继发于结石、外伤以及炎症性尿路狭窄等。

肾积水的主要临床症状是肾区胀痛。并发感染者可有尿频和尿痛等症状。在并发于外伤时，可引起血尿及肾破裂。随着病情发展，患者可有轻度氮质血症，如食欲不振、恶心、呕吐、多尿及贫血等肾功能不全的表现。

轻度肾积水肾盏无显著扩张，可采取内科治疗控制感染或预防感染。临床症状明显、梗阻严重、肾功能有明显损害、并发结石、感染及高血压者可手术治疗。手术方法为肾盂输尿管成形术或肾切除。

肾积水手术患者的护理如下：

1．引流管的护理

（1）确保引流管通畅，勿打折或扭曲，并固定好，以防患者活动时脱出。观察引流液的性质、颜色、量，发现问题及时处理。

（2）记录每日血流量及尿量，并定期检查血电解质，以监测肾功能情况。

（3）肾造口引流管不通畅时，可在无菌操作下用无菌生理盐水进行冲洗，每次冲洗量不宜超过 5ml，冲洗时要缓慢，不可压力过高，若压力过高，可增加伤口张力，造成冲洗液由吻合口外溢或引起漏尿。

2．加强营养.静脉给予输全血或蛋白质，提高机体抵抗力，促进伤口愈合。同时，应用抗生素，以防治感染。

3．拔管。肾盂输尿管支架管于手术后 3～4 周拔除，如为双 J 管内引流可在手术后 4～6 周拔除。拔除支架管 3 日后可夹闭肾造口管，注意观察肾区有无胀痛及管周漏尿等情况，并行肾造口管造影检查，以证实吻合口是否通畅，确无疑问方可拔除肾造口引流管，同时嘱患者取健侧卧位，防止手术漏尿。此口约 1 周左右愈合。

4．复查。术后 6 个月行静脉尿路造影复查，以观察疗效。

二、肾癌

肾癌的病因迄今尚不清楚，有家族发病倾向。另外，与吸烟、化学物质、感染及结石等因素有关。

血尿、疼痛和肿块为肾癌的主要症状，血尿特点是无痛、间歇性、全程血尿。全身症状可有发热、高血压、血沉快、贫血及肝功能异常等。

治疗以根治性肾癌切除术为首选的治疗方法。根据肾癌的不同时期亦可采用放射治疗、化学治疗、黄体酮类激素治疗及免疫治疗。

肾癌术后患者护理如下：

1．防止出血。密切注意有无手术后内出血及休克。内出血可因手术后肾蒂出血、下腔静脉破裂或因血管结扎不良引起。应严密观察患者血压、脉搏及意识的变化，每小时测血压和脉搏1次，同时观察伤口有无渗血及引流管的出血量。出血严重可有休克表现，有时肾周围血肿在患侧腰腹部出现肿块，应及时再次手术探查。

2．体位。术后取平卧位，24h后可取半坐位。肾实质切开或肾部分切除的患者，应卧床1周，以防术后过早活动引起继发出血或肾下垂。

3．肾功能的观察。由于手术对肾脏的直接影响，可造成机体水和电解质平衡失调。术后准确记录每小时尿量，并根据血、尿生化检查结果，相应调整水和电解质的摄入量。

4．抗生素的应用。选用对肾脏无损害或损害较轻的抗生素。

5．引流管的护理术后常规放置肾窝引流管，应保持引流管的通畅，勿打折或受压，防止脱落，并观察引流液的性质、质量、颜色，准确记录。

三、皮质醇增多症

皮质醇增多症，又称库欣综合征。可有以下几种类型：①肾上腺皮质腺瘤或癌，皮质醇分泌过多呈自主性分泌。②肾上腺皮质增生，多由于下丘脑一垂体功能紊乱或垂体瘤导致促肾上腺皮质激素（ACTH）分泌过多。⑧异源性促肾上腺皮质激素综合征，是肾上腺以外癌瘤分泌过多促肾上腺皮质激素所致。④医源性因素，使用促肾上腺皮质激素或肾上腺糖皮质激素引起。

向心性肥胖是本病最常见的表现，如满月脸、水牛背、腹部膨隆悬垂及四肢纤细。另外，可有皮肤萎缩变薄、宽大紫纹、高血压、骨质疏松、糖代谢障碍、月经及性功能障碍、低血钾等症状。

应根据皮质醇增多症的类型选择治疗方法。腺瘤或癌，均应及早手术治疗。晚期癌不能切除或切除后复发转移的患者，应给予化疗。肾上腺皮质增生的患者，可行肾上腺次全切或双侧肾上腺全切除术。

皮质醇增多症手术患者的护理如下：

1．术前护理

（1）由于肿瘤引起皮质醇分泌过多抑制了促肾上腺皮质激素的分泌，可使肾上腺皮质萎缩。为防止肿瘤切除后体内糖皮质激素缺乏，术前1～2d肌注醋酸可的松每日4次。皮质增生实行肾上腺切除者术前12h肌注醋酸可的松。

（2）由于水钠潴留导致患者血压增高，术前观察血压变化，应每日测血压两次，如血压过高可给予镇静药和降压药。

（3）肾上腺糖皮质激素分泌过多，可引起电解质的紊乱，特别易发生低钾血症，术前应补充钾盐以纠正低血钾。补钾时应注意：钾不能从输液器茂菲滴管内加入，浓度不能过高，以每小时不超过1g为宜，速度不能过快。同时，应根据血生化检查调整补钾剂量，以免造成高血钾。在治疗高血压时不宜使用噻嗪类药物，以免加重低血钾。

（4）患者因血糖高，抗感染能力降低，有痤疮，术前2日起适当应用抗生素，以预防感染。

（5）一般生活护理，给予高蛋白饮食，加强生活护理，减少患者活动，必要时加床挡以防因肌肉萎缩、疲惫无力、血压高而导致摔伤、坠床。

2．术后护理

（1）肾上腺皮质危象的观察：术后皮质激素不足，患者可发生急性皮质功能低下症，表现为头痛、呕吐、无力、腹泻、血压下降及昏迷等。严密观察血压，每小时测 1 次。发现问题及时通知医生，在排除出血的情况下，立即静脉输入氢化可的 100mg，观察反应。症状不缓解可加大用药剂量。

（2）加强营养维持水及电解质平衡：补充足够的糖及蛋白质，静脉补液量则应根据 24 小时尿量，保持出入量平衡，以防补液量过多，导致心肺并发症的发生。

（3）伤口护理：患者术后伤口愈合较慢，拆线时间应延长至 10 日以上。为减轻腹部张力，应将腹带裹紧，并预防咳嗽及便秘。同时，应用抗生素预防感染。

（4）预防褥疮发生：保持床铺干燥整洁，及时更换浸湿的衣服、被褥，每日温水擦浴两次，以防皮肤感染及褥疮的发生。

（5）预防肺部并发症：因手术位置较高及手术创伤刺激膈肌等原因，易导致肺膨胀不全和支气管肺炎等。因此，要鼓励患者深呼吸、咳嗽，协助患者翻身、叩背、咳痰，给予雾化吸入，每日 3 次。

（6）激素治疗：实行双侧肾上腺大部切除或全部切除的患者，需长期或终身给予激素替补治疗，应嘱患者严格遵医嘱按时服药，并应注意服药期间的反应，及时调整用药剂量，以防肾上腺皮质危象的发生。

（7）肌内注射激素时的注意事项：因肌内注射激素不易吸收，因此注射时应采用长针头，深部肌内注射，并应严格无菌操作，以防注射部位的感染。

四、原发性醛固酮增多症

原发性醛固酮增多症简称原醛症，是由于肾上腺皮质腺瘤或肾上腺皮质增生引起大量的醛固酮分泌，导致一系列贮钠排钾的症状。临床上肾上腺皮质腺瘤约占 90%，左侧肾上腺瘤较右侧多 2～3 倍，目前病因尚不清楚。

高血压是最早出现和最主要的症状。因长期大量排钾，约 80%患者可有低血钾，夜尿多和多饮。神经肌肉表现为四肢软弱、麻木、间歇性麻痹、视力障碍、手足抽搐及腱反射消失等。

治疗以手术治疗为主，切除肾上腺皮质腺瘤。如肾上腺皮质增生，则手术效果不佳，一般采用螺内酯治疗。患者全身情况差不能耐受手术时，可采用药物治疗。

糖尿症手术患者的护理如下：

1．术前护理

（1）为纠正低钾血症和高钠血症，每日口服氯化钾或枸橼酸钾 3g～4g，分 3～4 次口服。螺内酯 40mg～60mg，每日 3 次。钠盐控制在每日 5g 以下。同时，应严密监测血钾浓度的变化，尤其对病程久、伴肾功能减退的患者，以免发生高钾血症。

（2）伴有心力衰竭、心律失常及肾盂肾炎等，应给予对症处理，测血压每日 2 次，同时分别记录日夜尿量。

2．术后护理

（1）术后严密观测血压，每半小时测 1 次至平稳后改为每日 2 次。

（2）分别记录日夜尿量，以便于术前对照，观察手术效果。

（3）肿瘤切除后，仍有可能发生低血钾，应定期做血生化检查，静脉补充钾盐。如有肾脏严重损害，补钾应谨慎，以免致高血钾。

（4）其它同库欣综合征术后护理。

第五节　骨外科疾病护理

一、骨折

骨折是指骨的完整性或连续性中断，通常骨折都伴随有周围组织损伤。全身各个部位均可发生骨折，发生较多的部位有：上肢的肱骨髁上骨折、尺桡骨骨折、桡骨远端骨折、下肢的髋部骨折、股骨干骨折及胫腓骨骨折。

骨折治疗的最终目的是使受伤部位最大可能地、尽快地恢复正常功能。治疗应正确地复位、良好的固定及早期积极正确的功能锻炼。

1．骨折患者的急救处理

（1）急救原则：骨折的急救很重要，处理不当能加重损伤，增加患者痛苦，甚至造成残疾或危及生命。急救处理应在现场进行，遵循的原则是：①抢救生命，即先处理大出血、内脏损伤及休克等严重问题。②处理骨折局部，妥善包扎伤口。③给予简单而有效的固定。④迅速转运患者，以进行进一步治疗。

（2）转运患者的方法：先固定四肢骨折部位，然后再转运。对疑有脊柱及骨盆骨折时，应尽量避免骨折处移动，不论患者是仰卧或俯卧，尽量不变动位置，将四肢并拢靠向躯干，把担架放置在患者身旁，由 3～4 名救护者协同用“平托法”将患者移上担架。“平托法”的具体操作方法：3 个人同时位于患者同一侧，1 人用手分别托扶患者的头肩部和腰部。另外，两个人托起患者臀部和双下肢，3 个人同时用力，将患者平托起来后轻放于担架上。搬运时，救护者动作应协调一致，保持患者脊柱平直。疑有颈椎损伤时，应采用多人“平托法”搬运，并安排专人托扶患者头部，保持与躯干长轴一致，以防颈椎过伸、过屈和旋转。平卧时不需用、枕，头颈两侧用软物垫好，防止在转送过程中发生旋转。绝对禁止 1 人托肩、1 人抱腿或 1 人背、拖患者的错误方法。

2. 骨折愈合的功能锻炼　在骨折愈合期，没有正确而积极的功能锻炼，即使复位和固定都合乎要求，也会发生关节僵硬、肌肉萎缩或粘连。因此，指导和督促患者进行功能锻炼十分重要。功能锻炼一般可分为3期进行。

（1）早期：骨折后2周以内，主要做肌肉自主地、充分地收缩和舒张运动，以促进静脉回流，加快肿胀消退。

（2）中期：骨折后3～6周，除上述锻炼外，未被固定的关节应开始活动，活动范围逐渐增大。肌肉的锻炼亦要加强，以防肌肉萎缩。

（3）晚期：多数固定已拆除，应进行全面的肌肉和关节锻炼，增大活动量和活动范围，直到功能最后恢复。在功能锻炼期间，身体其他部位尽量照常活动。

此外，还应向患者说明功能锻炼的重要性，调动其积极性；要循序渐进；对于不利于骨折愈合的活动，应了解并加以控制；锻炼过程中，要强调患者的主动运动，禁止强力的被动活动或捏揉。

二、关节脱位

关节由关节面、关节囊和关节腔组成。关节脱位是指关节结构受到破坏，关节面失去正常的对合关系。包括半脱位和完全脱位两种。常好发于肩、肘及髋关节。

根据造成关节脱位的病因，脱位可分为：外伤性脱位、先天性脱位、病理性脱位及习惯性脱位。时间以3周为界，脱位又可分为新鲜脱位和陈旧脱位。

关节脱位后伤处疼痛、肿胀、关节局部畸形及功能丧失，有时可并发血管和神经损伤。X线检查能确定脱位的方向、程度及有无并发骨折等。

遵循复位、固定和软组织愈合后功能锻炼三大原则进行治疗。常用的方法有石膏外固定及牵引术。如无合并损伤，多不需住院治疗。

关节脱位患者的护理如下：

1．肩关节脱位。复位后将患侧上臂贴紧胸壁，肘关节屈曲 90°悬吊固定在胸前，3 周后逐渐开始关节的屈、伸、外展及旋转等功能锻炼。

2．肘关节脱位。复位后将肘关节用石膏托固定在小于 90°的屈曲位，3 周后去除石膏，开始主动练习肘关节活动。此时，严禁做按摩或被动活动，以免发生骨化性肌炎，影响关节功能。

3．桡骨小头半脱位。复位后固定方法同肩关节脱位，应强调避免再次过度牵拉患肢。

4．下颌关节脱位。复位后应闭口休息，近期避免吃坚硬食品及张口过大，防止复发。

三、脊柱侧弯

脊柱侧弯是脊柱向侧方弯曲畸形，伴有脊柱的旋转。在一个主要弯曲的上下，常有一个反方向的代偿弯曲，使躯干发生“S”畸形，严重者可压迫脊髓和影响内脏功能。

脊柱侧弯按发病原因分为：先天性脊柱侧弯，一般有明确骨发育畸形；特发性脊柱侧弯，发病原因不明，约占全部脊柱侧弯的 80%，多见于青少年。主要是由于不对称的生长和不对称的肌肉作用所致。

脊柱侧弯的治疗在于早期发现、尽早治疗。治疗方法主要有：非手术治疗，包括支具疗法、体表脉冲电刺激疗法，同时可辅以体操疗法；手术治疗，对非手术疗法失败，侧弯角度大于 45°的患者均应考虑手术治疗。

脊柱侧弯手术患者的护理如下：

1．术前护理术前除完成必要的常规准备以外，还应：

（1）肺功能锻炼：因为有些侧弯使胸廓发育畸形。为减少术后并发症，应加强肺功能，进行深呼吸训练和吹气球等。

（2）悬吊牵引：对僵硬的脊柱畸形患者术前实施悬吊牵引。具体做法是：

患者站立，用颈颌牵引带向上牵引，使患者足跟离地 5cm～10cm（脚尖着地），其自身重量为反牵引力，每日 2～3 次，每次 10～20 分钟。牵引时应有护士守护。悬吊牵引的目的是使椎旁挛缩的肌肉、韧带及小关节松弛，以便手术时能使畸形达到最大限度的矫正。

（3）加强心理护理：让患者了解手术的作用和术后会出现的问题和困难，做好应有的思想准备，使其能在手术前后很好地配合治疗和护理，避免术后发生断棍、脱钩或上关节突骨折等并发症。

2．术后护理

（1）神经功能的观察：在患者麻醉完全恢复后，应观察双下肢的感觉运动功能及尿道括约肌功能，可牵拉导尿管，询问患者的感觉，并与术前做比较对照。

（2）引流管的观察：由于手术创伤大，会有较多渗血。因此，手术一般在伤口内放置引流管，并行负压吸引。引流期间应注意观察引流管是否通畅和引流量的变化，及伤口敷料有无渗血。引流量多的患者应密切注意全身情况和生命体征的变化，发现问题应及时处理。引流管一般 2～3 日后拔除。

（3）轴向翻身：按时给予患者轴向翻身。脊柱侧弯患者容易在侧凸部位发生褥疮，因此需经常察看，并给予按摩。一般每 2 小时轴向翻身 1 次。轴向翻身的方法是：2 名护士分别站在病床两侧，患者平卧屈膝，护士一人将手置于患者肩部、臀部，轻轻将患者翻转向自己一侧成 45° 侧卧位，另一护士将软枕垫在患者腰背部。护士的双手动作要一致，以保持患者的脊柱在一个平面上，不产生扭转。强调轴向翻身的目的是保证患者的脊柱不发生扭转，防止脱钩等并发症发生。

（4）功能锻炼：应根据患者病情、体质、手术方式及内固定的坚固程度制定锻炼计划。术后初期可在床上做适当的四肢活动和深呼吸运动。2 周拆线后，可先行床边坐位，然后床旁站立，待能站稳 1～2h 后再穿支具或石膏背心离床活动。活动范围及活动强度应循序渐进，早期禁忌脊柱弯曲、扭转及提取重物的活动或劳动。

（5）出院指导：要求出院患者穿戴石膏背心或支具至少半年，在此期间应避免剧烈体育运动、负重和脊柱过度弯曲、旋转等动作，防止发生脱钩、断棍等并发症。

四、腰椎间盘突出症

腰椎间盘突出症又称腰椎纤维环破裂症或腰椎髓核脱出症。突然或连续地受到压力都可致腰椎间盘发生突出。最常见的原因是在没有足够准备的情况下搬动或抬举重物，急剧扭转腰部，长时间弯腰后猛然直起。在某些情况下由于腰部的轻微扭动，也可发生腰椎间盘突出。

本病好发于青壮年，男性多于女性。主要临床表现为腰痛，伴有向一侧下肢放射痛。急性发作时，常卧床不起，翻身极为困难。腰椎活动极度受限。病程较长者常出现腰椎向一侧弯曲，并伴有不同程度的肌力变化和肌萎缩。

治疗有保守疗法，即卧硬板床休息、理疗及牵引，活动时可用腰围或支具保护腰部。在保守治疗无效时，多采用手术治疗。传统方法是切开后路行髓核摘除术。近年来出现的新技术有髓核化学溶解术、机械刨削术和椎间盘镜直视下髓核摘除术。这些方法比传统手术疗法痛苦小、恢复快，患者容易接受。

腰椎间盘突出症术后患者的护理如下：

1．体位

（1）手术后多需平卧 6h，以压迫伤口，帮助止血。

（2）平卧 6h 后，每 2～3h 轴向翻身 1 次，翻身时要保持躯干部位不扭转。

2．病情观察

（1）麻醉完全清醒后，应立即观察双下肢感觉和运动情况，以了解脊髓是否受损。

（2）注意观察伤口渗血情况及伤口引流量的变化。

3. 功能锻炼　术后 24h 即可卧床进行双下肢、股四头肌等长收缩锻炼。先将双腿伸直，用力绷紧后再放松，两腿交替反复进行。术后 2～3d 开始练习抬腿，防止神经粘连。术后 1 周练习俯卧，以锻炼腰背肌肉。2 周拆线后可增强背肌锻炼，其方法是：身体俯卧，上肢后伸，抬高头及胸部，使其离开床面，双腿伸直，向上用力抬离床面，使腰背肌收缩达到全面锻炼目的。

五、股骨颈骨折

由外伤（如摔倒、身体扭转等）造成的股骨头下至股骨颈基底部之间的骨折称股骨颈骨折。好发于 60 岁以上的老年人，多因老年人存在骨质疏松的缘故。

临床表现为丧失站立及行走能力，局部存在剧烈的活动性疼痛；伤腿外旋短缩畸形。

治疗方法是：

1. 非手术治疗。适用于骨折断端没有移位及高龄多病患者，一般多采用患肢牵引（皮牵引或骨牵引），时间 8～12 周。

2. 手术治疗。手术方式为人工股骨头置换术。

股骨颈骨折患者的护理如下：

1. 非手术治疗的护理

（1）体位：牵引治疗期间，患肢下垫软枕并保持外展中立位，脚尖朝上，防止患肢外旋和内收，愈合时间约 3～4 个月。

（2）功能锻炼：在此期间要鼓励患者锻炼股四头肌和腓肠肌等肌肉，同时保持健侧肢体活动，其目的是促进血液循环，维持肌肉力量，防止腿部肌肉的失用性萎缩。同时，还应防止各种并发症的发生。

2. 手术治疗的护理

（1）体位：保持患肢于外展中立位，防止外旋造成脱位。可用皮牵引保持其位置或穿“丁字鞋”以防止患肢外旋。

（2）伤口及引流：伤口引流管接负压吸引，保持引流管畅通。观察伤口有无渗血。若引流量过多，应及时处理。

（3）预防并发症：搬动患者时须将髋关节及患肢整个托起，减少关节脱位的可能性；并指导患者利用牵引架上拉手抬起臀部，以防疼痛或褥疮；活动或按摩下肢肌肉以促进血液循环，减少静脉血栓的发生。

（4）功能锻炼：术后第 2 天开始指导患者练习股四头肌及臀肌的收缩，以及足跖屈、背伸等活动，以加强髋部肌肉的力量，防止其他关节强直。应用骨水泥固定人工假体的患者，术后 1 周，可坐床边练髋关节活动。术后 2 周，可扶拐行走，在患肢不负重的情况下练习行走。

（5）出院指导：术后为防止脱位，应告诉患者不要将两腿在膝部交叉放置，不要坐小矮凳，不要用蹲位，不要爬陡坡，以免髋关节过度内收或前屈，引起脱位。

第六章 妇产科疾病护理

第一节 妇科疾病护理

一、滋养细胞肿瘤

滋养细胞肿瘤是由胚胎滋养细胞发生变化而来的肿瘤，包括良性葡萄胎、侵蚀性葡萄胎及绒毛膜癌。其中葡萄胎为良性滋养细胞肿瘤，侵蚀性葡萄胎和绒毛膜癌为恶性滋养细胞肿瘤。病因目前尚不清楚，流行病学调查发现与营养不良、病毒感染、卵巢功能失调及免疫机制失调等因素有关。

良性滋养细胞肿瘤临床上主要表现为闭经、不规则阴道出血及子宫异常增大。当闭经 4 个月左右葡萄胎组织将自然排出时可发生大量阴道出血，甚至休克。恶性滋养细胞肿瘤临床表现为葡萄胎清宫后或流产、足月产后阴道不规则出血，并随肿瘤转移部位出现相应症状。若转移至肺，则出现咯血及胸痛；转移至阴道，可发生大出血；转移至脑，可出现头痛、抽搐、昏迷及偏瘫等。

治疗原则是良性滋养细胞肿瘤诊断后宜马上行清除术，术后根据患者情况可行预防性化学治疗。恶性滋养细胞肿瘤以化学治疗为主，辅以手术治疗。

滋养细胞肿瘤患者的护理如下：

1. 心理护理。患者入院后，护士应热情接待，主动介绍疾病的有关知识、治疗方法及疗效，使患者消除对自身疾病的恐惧，积极配合治疗。

2. 清宫术护理。葡萄胎一经诊断应立即清宫。为防止患者术中大出血，术前应建立有效的静脉通路并备血。治疗室内应备好抢救用品及药物。清宫术开始前协助患者排空膀胱。术中护士要严密观察患者一般情况，注意有无面色苍白、出冷汗及口唇发绀等表现，并及时测量脉搏、血压，有异常发现时立即报告医生，进行处理。术后患者需卧床休息，护士应随时观察患者阴道出血及腹痛情况并给予保留会阴垫，以估计出血量。

3．化学治疗的护理

（1）化疗前做好患者的心理护理：消除其对化疗的恐惧心理，取得患者的合作。由于化疗用药剂量是按体重计算的，故应准确测量体重。首先校准体重计，在清晨，患者空腹，排空大小便，着贴身衣裤，不穿鞋的情况下由护士为患者测量体重。化疗过程中由于患者呕吐及食欲不振，体重会下降，应定期测量，以协助医生调整药量。

（2）化疗药物准备：准备化疗药物时要做到 3 个严格：严格无菌操作；严格按医嘱给药；化疗药物的治疗量与中毒量极为相近，化疗过程中应严格掌握药物剂量。静脉点滴药物宜先装输液器排气后，再加入化疗药，安瓿要反复冲 2 次，以保证实际用药量的准确，严格三查七对，防止用错药物。化疗药物应经两名以上护士核对方可应用。

（3）保护血管，严防药液外漏：化疗时要注意保护血管，合理使用。一些对皮肤血管刺激性较大的药物，如放线菌素 D、长春新碱、硝氮芥及阿霉素等，血管穿刺成功后再加入药物。若发现药物外漏，立即给予局部封闭治疗（封闭用 0.9%生理盐水 5ml 加 2%普鲁卡因 1ml）。

（4）用药速度的观察：静脉输入化疗药物时，不同的药物输入速度不同，如 5 一氟尿嘧啶加入 5%葡萄糖液 500ml，静脉点滴 8～10 小时，可达到最佳的治疗效果，而副作用最小。护士应了解各种药物的输入速度，随时调整，保证化疗药物以疗效最佳的速度滴入。

（5）造血功能障碍的护理：化疗药物可抑制骨髓造血功能，主要表现为白细胞及血小板减少。当患者白细胞下降时，机体抵抗力减弱，易受各种病原菌感染。因此，要严格执行消毒隔离制度和无菌操作原则，对患者实行保护性隔离，并注意观察体温变化，每日测3次体温。护士要加强卫生宣教，嘱患者注意饮食卫生，饮食上增加蛋白质、维生素及其他营养素的摄入，以增强机体抵抗力。当患者血小板下降时嘱患者适当休息，不做剧烈活动，防止碰伤而引起皮下组织出血。随时观察患者有无皮肤黏膜及内脏出血征兆。冬季室内湿度宜保持在50%左右，防止空气干燥引起鼻出血。护士执行治疗、护理操作时动作要轻柔，肌肉和静脉注射后用于棉球压迫穿刺部位至无出血为止。血小板过低的患者可遵医嘱给予新鲜血少量、多次输入，以刺激骨髓造血功能。

（6）胃肠道副作用的观察及护理：由于胃肠道细胞增生活跃，因此化疗药物对其有一定的毒副作用。主要表现为食欲不振、恶心、呕吐、腹痛、腹泻及口腔溃疡。护士应注意观察，对出现的反应给予适当的处理。当患者有食欲不振时，要鼓励患者多进食，可少吃多餐，食用自己平时喜欢的食品。保持床单的干净整齐，创造良好的进食环境，以增进食欲。当患者出现恶心、呕吐时，护士应及时清理呕吐物，遵医嘱给予止吐药物。必要时静脉补充液体，记录呕吐量，注意防止电解质平衡失调。有腹痛、腹泻的患者，要严密观察腹痛情况，腹泻次数、腹泻量及性质，防止发生伪膜性肠炎。当腹泻次数超过3次时，要通知医生停止化疗，遵医嘱补液及药物治疗，同时及时留取粪便标本做普通培养及厌氧培养。口腔溃疡一般发生在化疗的5～6d，患者先感唇、舌麻木，继而黏膜发红，舌苔减少，最后出现溃疡。护士应随时观察患者口腔黏膜变化，发现黏膜变红、舌苔减少后给予生理盐水漱口，保持口腔清洁。出现口腔溃疡后要根据其溃疡程度给予口腔护理。口腔护理可清除口腔内脱落黏膜、黏液及腐败物质，保持口腔清洁，预防感染，促进黏膜再生。严重的口腔溃疡患者疼痛难忍，可在进餐前给予0.03%丁卡因合剂局部喷雾止痛。平时鼓励患者多进流食，避免刺激性食物，也可遵医嘱输入大剂量维生素C，促进黏膜再生。口腔溃疡患者每日测3次体温，以早期发现感染征兆，早期治疗。

（7）肝功能损害的护理：多数抗癌药物在肝脏代谢，大剂量化疗时，患者会出现血清丙氨酸氨基转移酶升高，表现为上腹痛、恶心及腹泻，严重时出现黄疸。护理时要注意患者主诉及皮肤、巩膜有无黄染，定期取血做肝功能检查。有肝功能异常时可遵医嘱给予药物治疗。

（8）肾功能损害的护理：有些药物，如甲氨蝶呤、顺铂等对肾功能损伤大，护理时要注意准确记录出入量，嘱患者多喝水，24h尿量在2500ml以上为宜，每日测尿pH值，若pH值低时，可遵医嘱输入碳酸氢钠，以碱化体液，加速化疗药物的排泄，减轻对肾脏的损害。

（9）脱发的护理：有些化疗药物，如阿霉素、放线菌素D及硝氮芥对毛囊有损害作用，引起脱发甚至阴毛、腋毛及眉毛脱落。护士要做好患者心理护理，讲解化疗药物引起脱毛特性，在停用药物后毛发会自然生长如初，减轻患者心理负担，也可佩戴假发或戴帽子。

4．恶性滋养细胞肿瘤阴道转移的护理

（1）预防出血：恶性滋养细胞肿瘤阴道转移易发生破溃，引起出血。由于阴道黏膜内静脉丛丰富且无瓣膜，出血往往量大、活跃，可立即致患者休克，因此预防出血是非常重要的。患者应卧床休息，护士要加强生活护理，避免诱发出血因素，有效地为化疗患者止吐，防止便秘和尿潴留。阴道转移患者尽量不做阴道冲洗和盆腔检查，以免操作过程中碰破结节而引起大出血。护士还应加强巡视，随时注意有无阴道出血，如有异常情况，及时报告医生给予处理。

（2）大出血的抢救：当患者阴道转移结节破溃出血时，护士应立即将患者抬至治疗室，用双拳压迫腹主动脉，以达到紧急止血的目的。通知医生，建立有效的静脉通路，配血，备好阴道填塞物品及抢救药品。当患者病情危急时，可在床边进行抢救工作。阴道填塞过程中护士要严密观察患者血压、脉搏、呼吸及面色的改变，防止休克发生。

（3）阴道填塞后的观察及护理：患者需绝对卧床休息，随时观察阴道有无渗血或活跃出血，定时测量脉搏和血压。保持排便通畅，如有便秘可给开塞露或肥皂水低压灌肠，避免一切增加腹压的因素，以防诱发出血。同时，要保持外阴局部的干燥清洁，每日用无菌生理盐水擦洗外阴 2 次。保留导尿管的患者，每日更换无菌尿袋。为防止感染，阴道填塞纱条一般每日更换，必要时遵医嘱应用抗生素。患者需每日测量 3 次体温，以早期发现感染征兆，及时处理。

5．恶性滋养细胞肿瘤脑转移的护理　脑转移患者病情变化快且死亡率高，护理时要做到早期发现，及时抢救，以挽救患者生命。

（1）一般护理：脑转移患者应移至单间并有专人护理，房间内备有急救药品及物品并保持空气新鲜，光线宜暗，避免强光刺激引起患者烦躁、紧张及头痛。抽搐及昏迷患者要放低床档，防止发生意外。

（2）腰穿护理：为了解患者颅内压情况及向颅内注入药物，需行腰穿治疗。腰穿时护士应协助摆好体位，患者侧卧、去枕、背齐床边、低头、双手抱膝，腰部尽量向后凸，使椎间隙增宽，便于穿刺。治疗过程中护士要观察患者的呼吸、脉搏、瞳孔及意识变化，若有异常发现，立即通知医生，进行处理。腰穿后患者应头低脚高位 6h，以使药物经脊髓腔流入颅内起到治疗作用，并防止低颅压性头痛。护士应加强巡视，如患者头痛，通知医生，并遵医嘱给予镇静、止痛或脱水药物。疑有高颅压的患者如需进行腰穿治疗，应先用药物降低颅内压后方可操作。

（3）脑转移抽搐的护理：当患者抽搐时，应立即用开口器，去枕平卧，头偏向一侧，保持呼吸道通畅，建立静脉通路，并同时通知医生进行抢救。

二、子宫颈癌

病因至今尚未明了，资料表明与早婚、早年性交、性生活紊乱、人类乳头状瘤病毒及人类疱疹病毒Ⅱ型、人类巨细胞病毒感染有关，同时也与男性包皮垢中的胆固醇经细菌作用后转变为致癌物质等因素有关。

宫颈癌临床有 3 大症状：阴道出血、阴道排液和疼痛。疼痛为晚期癌症状，表现为严重的腰骶部或坐骨神经疼痛。病变广泛时可因静脉和淋巴回流受阻导致该侧下肢肿胀和疼痛。

放射治疗为首选治疗方法，适用于宫颈癌Ⅰ～Ⅲ期患者，其次是手术治疗，适用于宫颈癌Ⅰ～Ⅱa 期患者，可行广泛性子宫切除术和盆腔淋巴结清扫术，还可采用手术加放射治疗的综合方法。

宫颈癌手术患者的护理如下：

1．术前护理

（1）预防感染：宫颈癌患者因癌组织坏死或感染，阴道可有大量米汤样或脓性分泌物，术前每日冲洗外阴，保持局部清洁干燥，随时更换卫生垫及内裤。每日测 3 次体温，以早期发现感染征兆，早期治疗。

（2）注意饮食：宫颈癌晚期患者会出现贫血、感染、消瘦及全身营养状况差。术前要加强营养，给予高蛋白、高脂肪、多维生素饮食。必要时给予静脉营养治疗。

（3）肠道准备：手术前 3 d 开始肠道准备，术前 1 日晚行清洁洗肠。由于宫颈癌压迫直肠，洗肠时动作要轻柔，缓慢插入肛管，不可用暴力，并随时观察患者的反应。

（4）阴道准备：阴道冲洗时动作宜轻柔，防止碰破癌组织引起大出血。若出现阴道大出血，马上用无菌纱布压迫止血，同时通知医生给予抢救。

其他术前护理参见妇科腹部手术前护理。

2．术后护理

（1）术后病情观察：宫颈癌手术范围大、时间长、出血多，因此，术后要严密观察病情变化，应有专人护理，每 15min 测血压、脉搏 1 次至平稳。注意引流液的性质、质量及颜色的变化，保持引流管通畅。如有异常情况及时通知医生给予处理。另外，要观察伤口有无渗血。

（2）导尿管护理：宫颈癌手术导尿管一般保留 7～14d，要保持其通畅，并每日更换无菌尿袋，防止逆行感染。在拔除导尿管前 3d，将尿管夹闭，每 2～3h 开放 1 次，以使膀胱功能逐渐恢复。拔导尿管 2～3h 后要协助患者排尿，不能自行排尿者给予诱导排尿，仍无效时要重新保留导尿管。

其他术后护理参见妇科腹部手术后护理。

3.出院指导。嘱患者出院后注意自身症状的观察，如有阴道出血或分泌物增多及时来院就医。同时，增加营养饮食，劳逸结合，按时来院随诊，一般治疗后最初每月 1 次，3 个月后每季度 1 次，1 年以后每半年随诊 1 次，3 年后每年 1 次或信访。

三、先天性无阴道

先天性无阴道是在胚胎发育中双侧副中肾管会合后未能向尾端伸展形成管道所致。常合并有子宫发育不全，故无月经来潮。婚后性交困难。少数先天性无阴道患者有正常子宫发育，月经期子宫积血，有周期性腹痛。

治疗原则是先天性无阴道伴子宫发育不全者可于婚前或婚后行阴道成形术；有正常子宫发育者初潮时即行人工阴道成形术，同时引流宫腔内积血，以保存生育功能。无法保留子宫者，可行全宫切除术。

先天性无阴道手术患者的护理如下：

1．术前准备

（1）手术前做好患者心理护理：向其介绍手术方法及术后效果，取得合作。

（2）肠道准备：术前1日口服20%甘露醇250ml加生理盐水250ml导泻，术前1日晚12时后禁食、禁水。

（3）皮肤准备：术前清洁会阴部皮肤并剃去阴毛，备皮范围上至耻骨联合上10cm，下到会阴及肛周，左右到两大腿内侧上1／3处。

（4）膀胱准备：去手术室前排空膀胱，带导尿管于手术室，备手术结束后安置。

（5）物品准备：手术前24h内准备好羊膜（羊膜存放于无菌罐内，内放生理盐水20ml、庆大霉素16万U），另外备好2～3个阴道模型。

2．术后护理

（1）术后患者需卧床休息1～2周，保留导尿管7～10d，保持导尿管通畅，每日更换尿袋。

（2）预防感染。术后每日用无菌盐水擦洗会阴部，患者排便后用同样方法清洗，以保持会阴部清洁。

（3）术后注意观察阴道模型位置，特别是在患者排便以后，防止外滑，如有外滑要及时请医生更换模型。

（4）出院前要教会患者冲洗阴道及阴道模具消毒的方法，嘱患者每日冲洗。未婚者需持续放置阴道模型，直至结婚，已婚者待伤口完全愈合后方可行性生活。

四、子宫脱垂

子宫从正常位置沿阴道下降，子宫颈外口达坐骨棘水平以下，甚至子宫全部脱出于阴道口外，称为子宫脱垂，常伴有阴道前后壁膨出。主要是由于分娩损伤、营养不良造成支持器官组织周围结缔组织减少、长期的腹压增加使内生殖器官向下推移造成。

子宫脱垂患者可自觉肿物自阴道脱出。轻者仅于劳动后脱出，经卧床休息后能自行回纳，重者脱出的子宫需用手回纳。因子宫长期暴露在外，局部形成慢性炎症，甚至溃疡，阴道分泌物增多。患者有下坠感及腰背酸痛，月经期或劳动时加重。也可因膀胱膨出而发生排尿困难、尿潴留及张力性尿失禁。直肠脱出时有便秘及排便困难。

子宫脱垂患者的护理如下：

1．非手术治疗患者的护理

（1）避免增加腹压因素：患者要注意劳逸结合，避免重体力劳动，如有慢性气管炎及咳嗽，应积极治疗。同时，注意保持排便通畅，多食粗纤维食物，防止便秘。

（2）预防感染：注意外阴清洁，每日用温开水清洗外阴，穿质地柔软的内裤并经常更换，随时观察阴道分泌物的性质及量，如分泌物突然增多，为脓性或血性时，应及时就医。子宫脱垂患者常伴有张力性尿失禁，应保持局部清洁干燥，防止发生泌尿系感染。

（3）使用子宫托的护理：子宫托治疗子宫脱垂方法简便，经济易行，但有生殖道急、慢性炎症或可疑宫颈恶性变者禁用。使用子宫托时首先要选择大小适宜的型号，以放置后子宫既不脱入阴道又无不适感为宜。教会患者取放方法。每晚将子宫托取出清洗，次日晨放入，以免因放置时间过长，托盘摩擦，压迫阴道而发生糜烂、溃疡或感染。严重时子宫托可嵌顿在阴道壁不易取出或发生压迫坏死，甚至形成尿瘘或粪瘘。放置子宫托的患者应在放后 1、3、6 个月各复查 1 次，以根据阴道组织张力的恢复情况调整较小型号的子宫托。

2．采取阴道手术治疗患者的护理　参见阴道手术前后护理。

3．行腹式手术治疗患者的护理　参见妇科腹部手术前后护理。

4．术后指导。子宫脱垂术后有复发的可能，患者术后仍需注意休息，半年内不从事重体力劳动，不宜举重物及长时间站立、行走，预防咳嗽及便秘。手术后指导患者做提肛锻炼，以使松弛的盆底组织逐渐恢复张力。具体方法为：患者端坐凳上，双脚交叉，双手平放于大腿上，交替做起立、坐下两种动作，重复 30～50 次，另一种方法是做闭缩肛门动作或每逢小便时自动中断排尿若干次，以促进阴道肌力恢复。

五、绝经期综合征

绝经期为妇女卵巢功能逐渐衰退至完全丧失的过渡时期。在更年期中月经停止来潮称绝经。一般发生于 45～55 岁之间，部分妇女在更年期间可出现一系列性激素减少所致症状，包括自主神经功能失调的症状，称为更年期综合征。

绝经期综合征早期主要临床表现为潮热、出汗、情绪不稳定、易激动、好哭、爱吵架等。晚期则有外阴及阴道萎缩、子宫萎缩脱垂；乳房下垂；还可出现尿频、尿急或尿失禁；皮肤干燥及骨质疏松等表现，并伴有心理、精神方面的症状，如倦怠、精力不集中、头晕、抑郁及性欲改变等。

治疗原则是症状轻者给予镇静安神药物，重者可遵医嘱服用雌激素或孕激素治疗。

绝经期综合征患者的护理如下：

1.加强卫生宣传教育　指导患者学习生理卫生知识,讲解出现症状的原因，增加患者对更年期这一生理过程的了解，解除不必要的顾虑，以减轻症状。帮助患者合理安排工作与休息，嘱患者做适当的户外运动，并保持心情愉快，必要时可去医院就诊，在医生的指导下服用镇静安神药物。

2. 激素治疗护理　严重的更年期综合征患者，经对症治疗无效，可用雌激素或孕激素治疗。激素治疗时，要耐心、细致地讲解每种药物的服用时间及剂量，并注意观察服药后症状有无缓解。如服药期间有阴道出血或腹痛，要及时就诊。激素治疗的患者要定期复查，以随时调整用药剂量。

第二节　产科疾病护理

一、妊娠及分娩护理

（一）产前检查

产前检查是保障孕妇和胎儿安全分娩的重要措施。通过定期检查和对母婴的监测，可以系统全面地了解胎儿发育及孕妇妊娠过程中健康状况，及早发现和治疗并发症，尽可能降低早产、难产及死产的发生率。

1. 产前检查的时间　月经周期正常已婚育龄妇女，停经 40d 左右应到医院确定妊娠诊断，进行常规妇科检查，了解生殖器有无异常，测量基础血压，检查心肺，了解有无传染病等内外科疾患，做血、尿常规检验等，如无异常可继续妊娠。妊娠 16～20 周时转入产科初诊。妊娠 28 周前每 4 周检查 1 次，孕 28～36 周每 2 周检查 1 次，孕 36 周以后每周检查 1 次。如发现异常情况，应增加检查次数，必要时入院观察和治疗。

2. 检查的内容及方法

（1）初诊：内容包括询问病史、全面体格检查及产科检查。

询问病史：孕妇姓名、年龄、结婚年龄、胎产次、职业及住址、月经史、孕产史、末次月经以推算预产期。了解本次妊娠情况，如早孕反应、有无病毒感染及用药史、胎动开始时间、有无阴道出血及下肢水肿等症状。了解既往有无高血压病、心脏病、糖尿病、结核病等内科疾患。了解家族史及丈夫健康状况，有无遗传病等。

全面体格检查：观察孕妇发育与营养状况，四肢及脊柱有无畸形，甲状腺、心肺及乳房发育，乳头有无凹陷，下肢有无水肿等。测量身高、体重、血压，进行各项实验室检查。

产科检查：包括腹部、阴道、骨盆检查及肛查。腹部检查是通过视诊及四步触诊法了解宫底高度、胎儿大小、胎心、胎产式、胎方位等。阴道检查主要了解阴道、宫颈及附件有无异常情况。骨盆检查是了解骨盆的形态和测量主要径线值，预测胎儿能否从阴道分娩。肛查了解胎先露、坐骨棘及尾骶关节活动度。

（2）复诊：孕妇在前次检查后定期复诊，主要了解孕妇有何特殊变化和不适，给予相应的检查及治疗。测量体重、血压，检验尿蛋白及尿糖，复查胎位，听胎心音，测量宫高腹围及先露下降，做 B 超检查，以了解胎儿发育情况及羊水量。孕 32 周和 38 周时，再次核对预产期，对母、胎双方在妊娠期情况做全面检查，对安全分娩方式及时间做出初步估计。如有并发高危迹象，则转至高危门诊。孕妇在整个妊娠期间要接受 2 次产前宣传教育，讲授孕期保健、母乳喂养、临产、分娩及产后的有关知识，取得孕妇及家属配合，解除对妊娠分娩恐惧，增强其对正常分娩的信心。

（二）妊娠期卫生保健

妊娠期卫生保健要以预防为主，保护孕妇及胎儿在妊娠期间的身心健康，是做好围生期保健及安全分娩的重要环节。

1．工作与休息。健康无并发症的孕妇妊娠期间可继续日常工作，但应避免重体力劳动或接触有毒物质。妊娠末 3 个月不做夜班，安排有规律的生活，注意劳逸结合，每日保证充足的睡眠时间，适当午睡和户外活动。保持乐观、安定的精神状态。休息的环境空气要新鲜，避免被动吸烟，有吸烟习惯的孕妇也要停止吸烟，以免影响胎儿的生长发育。孕妇卧床休息时，应采取左侧卧位，可减少子宫对腹主动脉及下腔静脉的压迫，以增加子宫、胎盘血液灌注量，减轻下肢水肿。

2．饮食。孕妇应合理而均衡地安排膳食，多食营养全面，易于消化，含铁、钙、碘及维生素丰富的食物，注意粗细粮搭配，荤素菜比例要适当，多吃新鲜蔬菜及水果。预防便秘，克服偏食，少吃辛辣、刺激性食物，不喝酒，控制盐的摄入。

3．个人卫生。妊娠期全身新陈代谢旺盛。汗腺和皮脂腺分泌增多，皮肤敏感，要保持全身清洁，勤洗澡，勤更换内衣裤。洗澡时水温不宜过热，最好淋浴或擦浴。每日清洗外阴，如有阴道流血及妊娠末3个月应禁盆浴，防止细菌进入阴道引起宫内感染。

4．着装。孕妇衣着以宽松、舒适为宜，避免乳房和腰部过紧，以免影响胎儿活动和血液循环。衣料最好选用松软、透气性及吸湿性较好的棉布类。孕期不宜穿高跟鞋，因孕妇体重不断增加，身体重心前移，容易引起疲劳、腰背痛和跌跤，可选用鞋跟高2cm～3cm的轻便鞋。

5．乳房护理。妊娠后乳房继续发育，乳房、乳头增大且敏感。孕期应选用合适的棉布或丝质胸罩，以维持乳房的张力。从妊娠7个月开始，每日用温水毛巾轻擦乳头、乳晕1次，以增加皮肤的韧性，预防乳头皲裂和炎症的发生，为产后哺乳做准备。乳头有痂垢不易清洗时，可用消毒植物油涂于痂垢处，浸软后再用热水洗掉，避免用手抠痂或用力揉搓。如乳头扁平或内凹，清洗时用手捏住乳头根部轻轻向外牵拉使之突出。

6．性生活指导。妊娠初3个月、末3个月应禁止性生活。因妊娠早期，由于性生活刺激可引起盆腔充血及子宫收缩而致流产。晚期能诱发早破水、早产或发生感染等。在整个妊娠期间如出现腹痛或阴道流血，以及习惯性流产或患有严重并发症时也应禁止性生活。

7．妊娠期用药指导。多数药物可通过胎盘输送给胎儿，尤其是妊娠早期，必须用药时需在医生指导下进行。避免应用对胎儿生长发育有影响的药物，切不可随意滥用药物。

8．自我监护。指导孕妇和家属自己测数胎动，听胎心率是在医院外对胎儿情况进行监护的可行手段。孕妇自妊娠18～20周开始感到胎动，通过对胎动次数及强弱的观察，可及早发现异常。监护的方法是：自妊娠30周开始，每d数3次，每次数1h，静坐或侧卧，思想集中，每次胎动均记录，每日3次胎动次数的总和乘4，即得12h的胎动次数。12h胎动次数在30次或以上，反映胎儿情况良好；若小于30次，多数有宫内缺氧的情况，应及时到医院就诊。指导家属掌握听胎心音的方法，每日定时听胎心音并记录，正常胎心率为120～160次/min，过快或过慢均属异常，应随时到医院就诊。

9．产前宣传教育。通过多种形式，如讲课、放录像等向孕妇及其家属讲解有关妊娠、胎儿发育、分娩、产后的有关知识及注意事项，使她（他）们了解妊娠分娩是一个正常的生理现象。针对其生理改变及需要，给予科学性的保健指导，解除紧张、恐惧心理。讲课内容包括：妊娠的生理变化及胎儿发育、孕期保健的重要意义、孕期常见症状的处理、孕期营养及孕期卫生指导、分娩先兆、产程配合、入院及出院的物品准备、产褥期的生理变化及卫生指导、计划生育指导及新生儿护理及母乳喂养的有关知识等。课程的安排可根据不同的妊娠阶段分组进行。

（三）正常分娩护理

妊娠28周以后，胎儿及其附属物由母体产道娩出称为分娩。分娩直接关系母子生命安危，护理人员应掌握产科基本知识，对产妇实施全面细致的护理，使分娩顺利进展，新生命平安降生。

1．临产先兆　产妇在接近预产期时都会出现一些症状，预示不久将临产，此症状主要表现为两个方面。

（1）假临产：①不规律宫缩：临产前2～3周宫底下降，子宫较敏感，孕妇觉腰酸，有不规律子宫收缩。此收缩力不强，持续时间短，间歇时间长，宫颈口不扩张。②见红：宫缩引起子宫颈管内小血管破裂，少量血液随宫颈黏液自阴道排出为见红。如血量多于月经量，应考虑病理性出血，须及时就诊。

（2）真临产：有规律性子宫收缩，每次持续在30s以上，间歇10min左右并逐渐缩短，伴有宫颈口逐渐扩张，先露下降。以上表示分娩开始并由此计算产程。

2．第一产程护理。从有规律宫缩到子宫口开全称为第一产程。初产妇一般持续12～16h，经产妇4～6h。此时临床表现为：孕妇规律宫缩由弱变强，持续时间由30s进展到50～60s，宫缩间歇期由5～6min缩短至2～3min，伴有胎先露下降和宫颈口扩张，胎膜多在宫口近开全时自然破裂。正常情况下羊水清亮、色淡黄、有时混有少量白色胎脂。

（1）一般护理：产妇入院后，护理人员应主动热情接待，介绍病室环境及有关注意事项，消除思想顾虑。同时，为产妇测量体温、脉搏、呼吸及血压，填写病历，报告值班医生。初产妇常规外阴备皮，若宫口开大<3cm时，遵医嘱用温肥皂水灌肠，以刺激子宫收缩，清洁肠道，避免产时污染产道。如有破水、产前阴道出血、胎头高浮或妊娠并有心脏病应免灌肠。

（2）饮食与休息：临产时应鼓励产妇多进易消化、高营养食物和水分。对产程偏长或不能进食者可适当输液，为分娩储存足够的热能。正常产妇临产时，根据宫缩情况可鼓励其下床在室内活动。若出现阴道流血、破膜或使用止痛镇静剂后应卧床休息。当初产妇宫口开大4cm时，遵医嘱肌内注射哌替啶100mg，并给氧气吸入，以保持体力，加速产程进展。

（3）预防尿潴留：临产后应提醒产妇2～3h定时排尿1次，防止膀胱过胀，影响子宫收缩和胎头下降。若发生尿潴留时，可置导尿管，长期开放至分娩前。

（4）并发症的观察：产程中若出现头晕、眼花、头痛、呕吐、上腹部痛、阴道异常流血、烦躁不安、下腹部持续疼痛及呼吸困难等症状，须警惕发生并发症，应及时报告医生积极处理。

（5）产程观察：①观察子宫收缩：将手放在产妇腹部，以感觉观察子宫收缩强度、频率及持续时间。每次应观察 3 次以上宫缩并记录。②监测胎心音：正常胎心率 120～160 次 / min，临产后应每隔 1～2h 子宫缩间歇期听胎心音 1 次，有条件可做胎心监护，以了解胎儿有无宫内窘迫现象。同时，观察胎膜破裂时间及羊水量和性质，注意胎心音变化以免脐带脱垂。⑧肛门检查：根据宫缩、胎产次进行肛门检查，次数不宜过多。通过肛门检查了解子宫口开大及先露下降程度，以确定产程进展情况。初产妇宫口开至 10cm，经产妇宫口开至 3cm～4cm，用平车送至产房准备接生。

3．第二产程护理。自子宫口开全至胎儿娩出称为第二产程。初产妇需 1～2 小时，经产妇数分钟至 1h 不等。第二产程大于 2h，临床上诊断为二程长。

第二产程表现：产妇宫缩进一步加强，持续时间延长，间歇时间缩短，宫口已开全，胎膜已破，先露下降至阴道口压迫盆底。产妇有排便感，当宫缩时不由自主地向下屏气用力，主动增加腹压。在两力共同作用下，按分娩机制逐步向外娩出胎儿，直到胎儿全身娩出。

（1）产妇护理：第二产程是分娩中最紧张时刻，护理人员应关心体贴并守护在产妇身旁，指导其正确屏气和使用腹压，使宫缩与腹压力量相协调。当宫缩间歇时尽量让产妇放松休息，护士为产妇擦汗，协助喝水，使其顺利度过第二产程。

（2）胎儿的观察：宫缩频而强，影响胎儿血液循环，易引起胎儿宫内缺氧。每次宫缩后应听胎心音，给予产妇吸氧，减少胎儿宫内窘迫的发生。如胎心音有异常，应协助医生尽快结束分娩。

（3）准备接生：消毒外阴，开启产包，备好新生儿用物。天冷时，备好热水袋，最好产房配有辐射开放暖箱。协助医生记录胎儿娩出时间及宫底高度。遵医嘱肌内注射 10U 催产素，加强宫缩，预防产后出血。

（4）新生儿出生后护理：新生儿出生后进行阿氏评分并注意保暖，同时给母亲看清楚新生儿性别。早开奶，以减少产后出血量。用消毒花生油擦洗新生儿，去掉胎脂并用 0．25％氯霉素眼药滴双眼，打脚印，测量体重身长并记录，系好手腕条，放睡篮内，置母亲床旁。

4．第三产程护理从胎儿娩出至胎盘娩出称为第三产程。一般 5～10min，不超过 30min。第三产程临床表现为子宫底升高，子宫变硬呈球形，阴道有少量流血，阴道内露出脐带自行下移不再回缩，胎盘从阴道娩出。

第三产程护理措施为：接生者轻轻牵拉脐带，使胎盘娩出。若超过 30min，胎盘仍未娩出为胎盘滞留，应及时处理。胎盘娩出后，记录娩出时间和宫底高度，同时仔细检查胎盘、胎膜是否完整，如有残留应给予手取胎盘或刮宫处理。检查产道有无损伤，缝合侧切伤口。整个分娩过程要严格无菌操作，防止感染。一般产妇分娩后需在产房观察 1h，护士要为其擦背，更换衣服，垫好会阴垫，观察子宫收缩和阴道出血及膀胱充盈情况，测量血压、脉搏并注意保暖，使之安静休息。此时，可给予易消化、营养丰富的食物或饮料以恢复体力。若一切正常送产妇回病房。

（四）剖宫产

经腹切开子宫取出胎儿的手术称为剖宫产。以子宫下段式最为常用。

剖宫产适用于以下情况：有产道生产力异常、骨盆狭窄、头盆不称、宫缩乏力经处理无效、产前严重出血、有子宫手术史及内科产科并发症、胎位异常、胎儿宫内窘迫等。

剖宫产产妇的护理如下：

1．心理护理。术前产妇心理较复杂，医护人员做耐心细致的解释工作，讲明剖宫产的原因、利弊及手术前后注意事项，帮助产妇做好术前心理准备。

2．术前护理。选择性剖宫产按妇科腹部手术前常规准备。术前1日备皮、配血，晚零点后禁食、禁水。术日手术前30分钟保留导尿管，同时准备产妇病历、腹带、卫生巾等，为新生儿准备保暖和抢救用品，如气管插管、喉镜、吸痰器等。产妇送去手术室后，铺好麻醉床，床旁放血压计、听诊器、尿袋、弯盘。急诊剖宫产妇应立即禁食、禁水，迅速做好术前准备，同时注意观察血压、宫缩及胎心音的变化。

3．术后护理

（1）产妇返回病室后去枕平卧6h，腹部压沙袋4～6h，测量血压，注意保暖并向麻醉师及手术医生了解术中情况及有无特殊用药。

（2）手术后立即开放保留导尿管并注意尿液的量、颜色，如无特殊，次日晨拔除。导尿管拔除4h后要协助产妇自行排尿。

（3）术后定时测量生命体征，注意产妇阴道流血及伤口渗血情况。

（4）术后24h内遵医嘱可肌内注射哌替啶50mg加异丙嗪25mg止痛，必要时4～6小时可重复1次，以减轻伤口疼痛，安静休息。

（5）手术当日禁食，术后第1d流食，第2d半流食，第3d普食。产妇要注意增加营养，以利于机体恢复及母乳喂养。

（6）剖宫产后一般可自行排气，为防止腹胀，要协助产妇早期下床活动，促进肠蠕动及恶露排出。腹胀严重者可用艾灸及肛管排气。

（7）预防感染。术后要注意产妇体温变化，定期更换伤口敷料并观察有无红肿及压痛。要保持外阴清洁，每日冲洗 2 次，勤更换会阴垫，必要时遵医嘱应用抗生素治疗。

（8）其它同正常产褥期护理。

（五）正常产褥期护理

从胎盘娩出后至生殖器官完全恢复到妊娠前状态的一段时间称为产褥期。一般为 6 周。

1．一般护理

（1）休息与活动：由于分娩劳累加上产后婴儿哺乳，产妇常感疲惫、思睡，需要一个安静、温暖和舒适的环境充分休息。正常产后 24h 内需卧床休息，第 2d 可下床适当活动，但避免站立过久，防止摔倒，特别是出血较多的产妇，以后逐步增加活动量。产后早期活动利于子宫复旧，减少排尿、排便困难，防止盆腔或下肢静脉血栓形成。

（2）观察子宫收缩，预防产后出血：产后应严密观察子宫收缩和阴道出血情况，特别是产后最初 2h 内，应加强巡视，检查宫底，了解宫缩、阴道出血及会阴有无血肿，有异常发现立即报告医生及时处理。

（3）饮食调理：饮食对产妇健康恢复影响较大，分娩后及时给予清淡、营养丰富、易消化食物，以补充产程中的消耗。产后要增加营养，避免偏食和过量饮食。哺乳产妇应增添汤类，促进乳汁分泌，忌食辛辣、过冷或过硬食品，忌饮含酒精饮料。

（4）尿、便管理：产后因卧床休息，腹壁松弛，肠蠕动减弱及会阴伤口和痔疮疼痛，常易发生便秘，应鼓励产妇早下床活动，多食新鲜蔬菜和水果及含粗纤维的食物。如 3 日仍无排便，可遵医嘱给缓泻剂或用开塞露、甘油栓等，但一般不予灌肠，防止发生虚脱。

产后还应鼓励和督促产妇多饮水尤其夏天，产后 4～6h 应自行排尿，注意尿量，避免膀胱充盈妨碍子宫收缩而出血。产妇常因膀胱过胀、收缩力减弱、会阴伤口疼痛及不习惯床上排尿等因素，造成尿潴留。若产后 6～8h 仍不能自行排尿，应积极采取诱导措施。诱导失败，可在无菌下置保留导尿管，24h 后拔除，同时给予抗生素预防感染。

（5）预防产后感染，注意产妇清洁卫生：产后应每日测量体温、脉搏、呼吸 2 次，测血压 1 次。如体温超过 37.5℃，要改测 3 次，并报告医生给予适当处理。

产后皮肤排泄旺盛，出汗多，尤其是睡眠初醒和夜间是产妇排泄体内水分最多的时间。因此，要经常为产妇用温水擦身并用干毛巾拭干，勤换衣裤，保持皮肤清洁干燥。病室内要保持适当温度，定时通风，但避免直接吹风，防止着凉感冒。按季节增减衣服，夏季防止中暑。每日坚持洗脸、刷牙、梳头、洗脚，有条件可淋浴，并冲洗会阴 2 次。饭前便后及哺乳前应洗手，清洁用品专用，防止交叉感染。

2．乳房护理。产后及时进行母乳喂养宣教，做好按需哺乳，哺乳前产妇须洗净双手。哺乳时，护士应在床旁巡视，指导其正确姿势和体位。一般产后 2～3d 乳汁开始分泌，若喂养不及时或喂乳技巧未掌握，可造成双乳淋巴液潴留，静脉充盈，乳汁外流不畅，乳房胀满，硬肿疼痛，体温升高。此时可局部热敷按摩，加强哺乳，使硬结松软。应教会产妇人工挤奶方法。若乳房过胀影响吸吮时，可挤出部分乳汁，使乳房变软易于婴儿含接。若有乳头皲裂，应先吸吮较好一侧乳房，每次哺乳后挤出少量乳汁涂于乳晕上，暴露于新鲜空气中，利于皲裂愈合。产妇因某些疾病不能哺乳时，应遵医嘱肌内注射己烯雌酚 4mg，每日 2 次，连续 3d。

3．生殖器官护理

（1）子宫复旧的观察：正常情况下，产后 2～3d 宫底每日下降 1cm～2cm，产后 10～14d 可降至骨盆内。护士应每日在同一时间，产妇排空膀胱后测量宫底高度，观察子宫收缩情况及有无压痛。

（2）恶露的观察及护理：产后经阴道排出分泌物内含有血液、坏死蜕膜组织和黏液等称为恶露。可分为 3 种：①血性恶露：色鲜红，含大量血液，少量胎膜、胎脂及坏死蜕膜组织，量多，持续 3～6d。②浆液性恶露：色淡红似浆液，内含少量血液和较多的坏死蜕膜组织、子宫颈黏液且有细菌，持续 2 周左右。③白色恶露：黏稠色泽较白，含大量白细胞、坏死退化蜕膜组织、表皮细胞及细菌等，持续 2～3 周。护士应掌握正常恶露的变化及持续时间，随时观察产妇恶露排出的性质、质量及各阶段持续时间。若红色恶露持续时间长，量多或有臭味，应考虑胎盘、胎膜残留或宫腔内感染的可能，应及时报告医生处理。

（3）会阴护理：分娩后产妇宫腔内有较大创面，会阴侧切伤口及产道损伤均易引起感染。因此，要保持外阴清洁，及时更换会阴垫，每日冲洗外阴 2 次至拆线。会阴水肿严重者，用 50%硫酸镁热湿敷。产妇休息时取健侧卧位，侧切伤口拆线后 1 周内避免下蹲负重，防止伤口裂开。会阴热敷法：目的是促进会阴伤口局部的血液循环，减轻疼痛、肿胀，使炎症消散。或局限。操作方法：热敷盆内放纱布和2把长止血钳，加水置热源上烧开，准备好66℃纱布套热水袋一个；产妇排尿后取仰卧位，洗净擦干局部，用凡士林棉球均匀涂擦患处，以免烫伤；热敷时用止血钳将纱布拧至半干、展平，先将纱布在患者大腿内侧测试温度后再敷于患处，放上加布套的热水袋，用月经带兜紧，约30分钟待热水袋温度下降后再取下。如会阴部水肿严重时，可用煮开后的50%硫酸镁湿纱布敷于会阴部。

4．性生活指导。产褥期生殖器官尚未完全复原，不宜性生活，以免引起感染。排卵可在月经未复潮前先恢复，故产后应采取避孕措施，哺乳母亲不宜服避孕药。

5．产后检查及运动。产妇产后腹肌和骨盆底肌肉松弛，应做适当运动。如产后操使肌肉恢复张力，机体复原以保持健美体型，但注意避免剧烈运动和下蹲姿势，防止子宫脱垂。

一般分娩后6周进行检查，了解产妇全身特别是生殖器官恢复情况，并给予避孕指导。同时，对婴儿进行全身检查，了解喂养及发育情况，给予保健咨询。对有并发症的产妇及婴儿及时治疗。

（六）正常新生儿护理

胎龄达到37周至42周末，体重达到及超过2500g出生的新生儿为足月新生儿。从胎儿断脐到满28日的这段时期称新生儿期。此期要根据新生儿特点，细心护理。

1.测量体重及体温：室内应保持一定的温、湿度（温度20℃～24℃，湿度55%～65%），注意新生儿保暖，每日测体温3次，体温过低时可用热水袋保暖，体温升高38℃以上时要查找原因，如盖被太厚，室温过高，应及时纠正。新生儿每日需测量体重，观察生理性体重下降情况，有异常，及时查明原因，给予处理。

2. 预防感染：每日需为新生儿洗澡，观察皮肤是否红润、干燥，有无脓疮或黄疸。洗澡时要注意室温，防止着凉感冒。洗澡后更换清洁、柔软的衣服。勤换尿布，排便后用温水洗臀部，涂鞣酸软膏，避免尿、便液刺激，防止臀红。新生儿眼睛要保持清洁，如有分泌物先用生理盐水棉球擦拭，再滴0.25%氯霉素眼药水，防止结膜炎。新生儿口腔若有散在或线状白点，要警惕鹅口疮的发生，经常用苏打水擦拭。喂养时注意清洁卫生。

3. 脐带护理：初生时注意脐带出血，平时保持脐带清洁卫生，洗澡后用75%酒精揩净脐带残端及脐根周围，涂1%龙胆素。一般新生儿出生后7～10日脐带脱落。脱落后观察脐部有无红肿，分泌物有无异味，警惕脐部感染。

4. 预防接种：正常新生儿出生24h后接种卡介苗，乙肝疫苗应在24h内接种。

卡介苗是无毒牛型结核分枝杆菌粉剂，是将有致病能力的牛型结核分枝杆菌经过人工培养后，使之失去致病力的活菌疫苗。注射后在人体内产生免疫力，对预防儿童患结核病有明显效果。

接种方法：左上臂三角肌下缘皮肤用酒精消毒后，皮内注射卡介苗0.1ml，含0.05mg菌苗。

接种对象：正常新生儿满24h即可接种，但早产儿、难产儿或感染的新生儿可暂缓接种，待情况好转于出院前补种。

接种后反应及处理：接种后2～3周局部可见红点，渐变成小脓疮，最后结痂，痂脱落后局部显瘢痕，严重者可出现脓肿或溃疡。一般接种 6～8 周后产生免疫力。局部反应不需特殊处理，如分泌物较多或有化脓现象时可涂 1%龙胆紫，保持干燥清洁，不要挤脓疱或包纱布。

接种时注意事项：①菌苗应保存在 4℃～8C 冰箱内，使用前严格检查有效期，现用现配，配好的药液超过 1 小时不能再次使用。②严格无菌操作，准确作皮内注射，否则可能形成脓肿或长期不愈的溃疡。⑧接种的针头要拧紧，以免菌液溢出引起污染，如有漏液，用 75%酒精擦拭。但注射部位的针孔不能用酒精擦拭，以免影响菌苗效果。④用毕的注射器、安瓿、棉签等均应先用 75%酒精浸泡 1 小时后再进行处理，以使残留菌苗灭活。⑤注射后要详细登记并填写卡片，接种后交产妇保管好，嘱产妇产后 3 个月带婴儿去结核病防治所复查效果。

（七）母乳喂养指导

1. 纯母乳喂养　婴儿出生后 4～6 个月内，母乳为唯一食品来源，不添加任何其他食品，如糖水、代乳品等，为纯母乳喂养。

2. 母乳喂养的优越性　母乳是最适宜婴儿生长发育所需要的天然营养品。母乳中所含的蛋白质、脂肪、糖等容易消化和吸收利用。母乳具有抗感染作用，能增强婴儿的免疫力。另外，母乳喂养可促进母亲的子宫收缩，减少恶露量和预防产后出血，并可降低母亲乳腺癌及卵巢癌的发病率。

3. 母乳喂养时的体位及含接姿势

（1）体位：母亲应放松并感觉舒适，婴儿身体贴近母亲，面向乳房。婴儿的头与身体成一直线，婴儿的下颌贴到乳房上，母亲应托着婴儿的臀部。

（2）含接姿势：婴儿嘴张得很大，下唇向外翻，舌头环绕乳头，面颊鼓起呈圆形，婴儿口腔下方的乳晕看到的比上方少，并有慢而深的吸吮动作，有时突然暂停后再吸吮，母亲能看到或听到婴儿的吞咽声音。

4．挤奶的适应症及方法

（1）挤奶的适应症：①奶胀、乳管堵塞或乳汁淤积。②婴儿学习吸吮凹陷乳头或拒绝吸吮时，为使婴儿学会并喜欢吃母乳，挤奶喂哺婴儿。③婴儿或母亲患病时，为保持泌乳需挤奶。④母亲工作或外出时，将母乳挤出留给婴儿吃。

（2）挤奶的方式：护理人员要教会母亲自己挤奶，不应让他人代劳，只在教学示范时方可轻轻触摸其乳房。具体方法为：①挤奶前可先热敷乳房，轻柔按摩乳房或刺激乳头，以刺激射乳反射。②嘱母亲把手彻底洗净。取坐或站位均可，以自己感到舒适为准，将消毒容器靠近乳房。③将拇指放在乳晕上方，食指放在乳晕下方，与拇指相对，其他手指托着乳房。④用拇指及食指向胸壁方向轻轻下压，不可压得太深，以免阻塞乳导管。压力应作用在拇指及食指间乳晕下方的乳房组织上，即压在乳晕下方的乳窦上。反复一压一放。⑤依各个方向按照同样方法挤压乳晕，要做到使乳房内每一个乳窦的乳汁都被挤出。⑨挤奶时压乳晕的手指不应有滑动或摩擦式动作，应类似滚动式的动作。⑦一侧乳房至少挤压 3～5min，待乳汁少了，就可挤另一侧乳房，如此反复数次。双手可交换使用，以免疲劳。⑧挤奶时间应以 20～30min 为宜，特别是在分娩后前几日，泌乳量少，挤奶时间更不能短。第 1 次挤压时，可能没有奶滴出，但压过几次后，就会有奶滴出。如果泌乳反射活跃，奶水还会流出。

第三节　产科主要疾病护理

一、妊娠高血压综合征

妊娠20周后孕妇发生高血压、水肿及蛋白尿的一组症状，称妊娠高血压综合征（妊高征）。基本病变是全身小动脉痉挛，由此引起一系列临床症状，严重时可发生抽搐、昏迷、肝肾功能衰竭甚至母儿死亡。

高血压、水肿及蛋白尿为此病3大症状。根据症状及其严重程度分为轻、中、重3度。

1. 轻度妊高征。血压≥17.3/12kPa(130/90mmHg)，或收缩压较基础血压上升≥4kPa(30mmHg)，舒张压上升≥2kPa(15mmHg)，伴有微量蛋白尿或水肿。

2. 中度妊高征。血压升高，但不超过21.3/14.6kPa(160/110mmHg)；尿蛋白量增加，超过0.5g/24h或伴有水肿，孕妇有头晕感。

3. 重度妊高征。包括先兆子痫和子痫。

（1）先兆子痫：血压高于21.3/14.6kPa(160/110mmHg)，尿蛋白定量≥5g/24小时或水肿并出现自觉症状，如头痛、眼花及恶心等。

（2）子痫：在妊高征的基础上发生抽搐、昏迷，以产前子痫最为常见。

妊高征的主要并发症有胎盘早剥、脑出血、肺水肿、急性肾衰及胎儿宫内发育迟缓甚至胎死宫内等。

治疗原则为解痉、镇静、预防和控制抽搐的发生，积极控制血压，适时终止妊娠。

妊娠高血压综合征孕妇的护理如下：

1. 轻度妊高征护理。孕妇要增加产前检查次数，密切观察病情变化，防止加重，同时做好孕期卫生宣教和生活指导，减轻工作，保证充足睡眠。休息时取左侧卧位，以增加胎盘血供和各个脏器血流量。饮食上要加强营养，增加蛋白质、铁、钙的摄入，多食新鲜蔬菜及水果等，不需严格限盐。必要时给适量镇静剂，如苯巴比妥或安定，保证孕妇充分休息。

2．中、重度妊高征护理。中、重度妊高征的孕妇须住院治疗，加强护理，防止子痫和胎儿意外发生。

（1）一般护理：做好心理护理，消除孕妇紧张情绪，避免一切不良刺激，保持心情平静，给予精神安慰和鼓励。保持病室安静，光线宜暗。孕妇卧床休息，左侧卧位并吸氧。密切观察生命体征，尤其是血压的变化，注意倾听患者的主诉，如有头痛、眼花、腹痛等先兆子痫早期症状时，及时报告医生积极处理。注意胎心音变化，勤听胎心音，做胎心音监测。教孕妇自数胎动，以了解胎儿宫内情况。严格记录出入量，定时测量体重及送尿检验，观察体液潴留和肾功能情况，以了解病情和判断治疗效果。备好急救物品及药品，如开口器、压舌板、拉舌钳、吸痰器、气管切开包、氧气及手电等，同时备好25%硫酸镁、10%葡萄糖酸钙、催产素及脱水剂等药物。

（2）药物治疗护理：25%硫酸镁是治疗妊娠高血压综合征首选药。护理人员应掌握其作用、剂量、用法及毒副作用和抢救措施。硫酸镁主要作用是解痉、镇静、降压，其对胎儿影响小并可预防和控制子痫发作。但硫酸镁过量会引起呼吸和心跳抑制甚至死亡。在用药前和用药期间，要随时观察孕妇膝反射、尿量及呼吸，并备好具有拮抗作用的10%葡萄糖酸钙。若膝反射消失，24小时尿量少于600ml或呼吸低于16次/min，应立即通知医生，静脉注射10%葡萄糖酸钙10ml，以对抗镁离子作用，防止中毒现象进一步加深。硫酸镁可肌内注射、静脉注射或静脉点滴。肌内注射时要加入2%普鲁卡因2ml并用长针头作深部肌内注射，以减轻疼痛，利于吸收。如局部有肿块、疼痛，可行热敷。静脉注射时，推药速度宜慢，约5min推完，不可外漏。静脉点滴时，滴速应慢，每分钟 30 滴，即每小时滴入硫酸镁 1g 为宜。

常用于治疗妊娠高血压综合征的药物还有肼苯达嗪、冬眠合剂、利尿剂等。应用这些药时要严格遵医嘱给药，观察孕妇用药后的反应。肼苯达嗪疗效好，静脉给药时速度不宜过快，以免血压骤降而出现心悸或休克。使用冬眠合剂时易出现直立性低血压，孕妇需卧床休息，防止摔倒发生意外。用利尿剂时，要观察孕妇有无低血钾的表现，如腹胀、乏力及肌张力低等，如出现症状要遵医嘱补钾。

3. 先兆子痫护理。妊高征症状进一步加重，出现头痛、胸闷及眼花等自觉症状，应及早发现，积极处理，防止子痫发生。此时，患者宜住单间，绝对卧床休息，左侧卧位，避免声、光等不良刺激，保证充足睡眠。密切观察病情，尤其是血压的变化，勤听胎心音，注意临产征象和并发症的早期症状，如宫缩、阴道出血及腹痛等，立即报告医生。先兆子痫患者要给予低盐普食，并严格记录出入量。必要时要有专人护理并做特护记录，每日测量体重，备好急救物品及药品以随时应用。同时，加强生活护理及巡视，防止意外发生。

4. 子痫护理。妊娠高血压综合征出现抽搐、昏迷为子痫。常发生于妊娠晚期或临产前，少数亦可在产时或产后发生，一旦抽搐应立即抢救。在先兆子痫的护理基础上，加强病情观察，转入单间，光线宜暗。设专人看护，严格做好出入量的特护记录。各种治疗、护理操作要集中进行，动作轻柔，避免一切不良刺激而诱发抽搐，加重病情。密切观察生命体征，特别是血压的变化，随时测量血压，随时按医嘱给药。孕妇取平卧位，头偏向一侧，并吸氧。保持呼吸道通畅，随时吸出口腔、喉头分泌物。抽搐者取下假牙，将缠有纱布的压舌板或开口器置上下臼齿间，防舌被咬伤，必要时拉出舌尖，避免舌后坠而影响呼吸。严密观察临产征象和并发症迹象，勤听胎心音，适时查肛，掌握产程。选择适宜的分娩方式终止妊娠。备好抢救物品、药品（包括新生儿用的）。记录抽搐发作时间、次数、持续和间歇时间。产后仍有再次抽搐的可能，仍需继续观察。孕妇应保留导尿管，以随时观察尿量及做尿检。昏迷患者加床档、防止意外发生。定时翻身，保持皮肤清洁干燥，防止褥疮。每日冲洗外阴 2 次，给予静脉补液，保持其通畅。如昏迷时间长，置鼻饲保证热能。所有治疗操作，应严格执行无菌操作，防止感染发生。

5．临产及分娩时的护理。孕妇分娩时，医护密切配合，严密观察血压、脉搏及宫缩情况，防止抽搐发生。缩短第二产程，必要时产钳助产，胎儿娩出后给催产素 10U，肌内注射，预防产后出血。产后 24～72 小时仍有发生抽搐的危险，需继续观察血压、脉搏及尿量，注意产妇的主诉及一般情况。

6．产褥期护理　产妇应充分休息，待血压和体力逐渐恢复后方可哺乳和下床活动。出院后定期随诊，观察血压及肾功能情况，有异常者应在内科继续治疗，要严格避孕。其它同正常产褥期护理。

7．预防措施

（1）做好孕期保健宣教，使孕妇和家属了解妊高征的特点、早期症状和危害，引起重视，及时就医。

（2）孕期增加营养，摄入足够的蛋白质、叶酸、维生素，补充铁、钙等，防止贫血。注意劳逸结合。卧床休息时取左侧卧位。

（3）定期产前检查，重视孕妇主诉，注意血压、蛋白尿和水肿及体重等变化，做到早期发现、早期治疗，控制病情发展。这对降低母儿死亡率具有很重要的作用。

二、妊娠与心脏病

心脏病是导致产妇死亡4大原因之一，以风湿性心脏病最多见，先天性心脏病次之。患者妊娠后，血容量增加，心脏负担加重，至32周达高峰，易促发心力衰竭。分娩期由于宫缩，产妇屏气用力，回心血量增加，产后宫缩时大量血液迅速回心，使心脏负担更为加重。对于心脏代偿功能较好的孕妇，可以适应并承担，但对心功能Ⅲ、Ⅳ级的孕妇则不易承受，易引起心衰，危及母儿生命。

患风湿性心脏病的孕妇临床表现为心率快、心律失常，二尖瓣区可闻及舒张期杂音。急性左心衰时，产妇不能平卧，咯粉红色泡沫痰。

患先天性心脏病的孕妇分为发绀型和无发绀型，以无发绀型为多见。临床上在胸骨左缘听到杂音，病情轻者预后好。发绀型心脏病患者不宜妊娠。

妊娠前，心脏病患者应先征求内科医生意见，检查心脏功能，决定是否能承受妊娠及分娩，若不能承受则应严格避孕。

妊娠期，应由产科和内科共同监测，预防和治疗心力衰竭。

临产分娩时注意产程进展及心功能情况，以强心、利尿、给氧、镇静、防止心力衰竭发生为治疗原则。

产褥期应防止感染和心衰发生。

心脏患者妊娠、分娩的护理如下：

1．加强孕期卫生宣教，解除孕妇思想顾虑，定期行高危门诊检查。合理安排工作和休息，保证充足睡眠与休息，避免劳累和情绪波动。

2．给予低盐普食，加强营养，多食新鲜蔬菜及水果，防止便秘，少食多餐，不宜过饱，防止加重心脏负担。

3．指导孕妇做好自我护理，每日记录尿量，测量体温、脉搏及体重，以随时观察病情变化，为医生治疗提供参考。

4．孕妇一般于产前 2 周入院，入院后要保持病室安静，保证充足睡眠，休息时取半卧位，其他护理同内科心脏病护理。

5．临产、分娩及产后 24h 内，产妇心脏负担明显加大，注意防治心力衰竭，保障母儿安全。首先加强观察，细心护理，密切注意生命体征及心肺情况，及早发现心力衰竭征象。严格记录出入量，补液速度不宜过快。临产后常规给予抗生素至产后，预防感染。给予吸氧，注意产程进展及胎儿情况。遵医嘱给予杜冷丁 100mg 肌内注射，使孕妇保持镇静，加快产程进展。第二产程时，常规侧切会阴，使用胎头吸引器或产钳助娩，减少产妇屏气用力。胎儿娩出后，立即在腹部压沙袋，6 小时后取下，以避免因子宫收缩及腹压骤减而致回心血量增加导致心力衰竭。此时，产妇应很好休息，遵医嘱给吗啡 10mg 皮下注射。第二产程后尽量不用缩宫素。

6．产褥期应严密观察生命体征及心功能情况。产妇需卧床休息，不宜过早下床活动。心脏病病情较重的产妇不宜哺乳，应予退奶；轻者可逐步适当活动并母乳喂养。

7．产后产妇饮食宜清淡，注意粗细搭配，防止便秘。

8．心脏病患者在其妊娠至产后均需注意防止各种感染发生。各种护理操作要严格无菌技术，临产至分娩后常规应用抗生素。

9．产后其他护理同正常产褥期护理。

三、妊娠与糖尿病

糖尿病是一种全身代谢性疾病。由于胰岛素不足而引起糖、脂肪和蛋白质代谢紊乱。妊娠与糖尿病互相影响，使病情复杂多变。糖尿患者妊娠后对孕妇、胎儿和新生儿的影响主要取决于疾病的严重程度和是否得到有效的控制，如处理不当，并发症多，母婴死亡率高。

孕妇在孕期体重骤增或出现三多症状，常伴有皮肤瘙痒或外阴、阴道念珠菌感染等；重症时可出现酮症酸中毒伴昏迷。孕妇易出现羊水过多、妊高征、感染、产道损伤及产后出血等并发症。胎儿可有巨大儿、胎死宫内、先天畸形、新生儿低血糖、呼吸窘迫综合征及高胆红素血症等并发症。

妊娠前要根据患者的病情决定能否妊娠，不宜者，向患者及家属充分解释，求得理解；已妊娠者应尽早终止。

妊娠期由产科及内分泌科共同观察患者心肾功能、眼底变化、血糖及尿糖情况，指导孕妇用药和控制饮食。加强产前检查，注意孕妇体重增长情况及胎心、胎位和胎儿生长情况，定期测量血压、宫高及腹围并做 B 超检查，以早期发现妊高征、羊水过多、胎儿畸形及巨大儿等并发症。孕 30 周后，指导孕妇自数胎动，及早发现胎儿宫内窘迫。患糖尿病的孕妇一般提前入院，以讨论制定分娩方式和时间。整个妊娠期及分娩前、后要预防感染发生。

糖尿患者妊娠、分娩的护理如下：

1．做好心理护理，解除孕妇思想顾虑，指出饮食治疗的重要性，严格控制饮食，遵守膳食计划，最好使尿糖达到阴性或（+）。

2．教会孕妇自测四段、四次尿糖、尿酮的方法和结果判断，以随时观察病情变化，调整药物用量。

3．糖尿病孕妇抵抗力低，易受细菌及真菌感染。指导孕妇注意个人卫生，保持全身皮肤黏膜清洁完整，预防感染。室内空气要新鲜，防止上呼吸道感染。

一旦感染发生，及时应用抗生素治疗。

4. 使用口服药物治疗时要严格遵医嘱，按时、按量服用。胰岛素治疗时严格核对剂量，应在饭前 15min 皮下注射。

5. 孕妇临产时鼓励其正常进食，以保证热能供应；产程中密切观察产程进展，注意有无出汗、脉搏加快等低血糖表现。有异常情况发生，立即报告医生及时处理，同时备好抢救物品及药品。产褥期注意产后出血，防止感染发生。重症糖尿病产妇不宜哺乳，应予退奶。轻者可母乳喂养，但须加强乳房护理，预防乳腺炎发生。

6. 要做好抢救新生儿的准备，预防并发症的发生，即便足月儿也要按早产儿常规护理，给予保暖，短期吸氧，观察新生儿一般情况。如有哭闹不安、出汗等，注意有无低血糖发生，可行血糖监测，及早补充糖水。

四、前置胎盘

胎盘附着于子宫下段，胎盘边缘达到或覆盖子宫颈口的部分或全部时，位置低于胎儿先露部，为前置胎盘，是妊娠晚期出血常见原因之一。可分为低置胎盘、部分性前置胎盘、完全性及中央性前置胎盘。

临床表现为妊娠晚期无诱因、无痛性反复阴道出血，大量出血可发生休克。腹部检查时，子宫软，先露常未入盆，头高浮，无宫缩，无压痛，胎位清楚。

治疗原则是怀疑前置胎盘并伴有阴道出血的孕妇应立即入院，配血待用，视出血情况而给予输血、补液治疗。

妊娠 37 周前，已确诊为前置胎盘而阴道出血不多，无临产者，可采用期待疗法，密切注意出血量，纠正贫血。定期监测胎儿情况。

妊娠 37 周后，应根据胎盘位置、出血量及子宫颈口扩张情况选择分娩方式。

前置胎盘孕妇的护理如下：

1．出血时绝对卧床休息，护士应加强巡视，了解其心理和生活需要，主动给予生活上的照顾和精神上的安慰及了解病情做指导。

2．注意休克的早期症状，严密观察阴道出血量、色，保留会阴垫，以估计出血量。定时测量血压、脉搏，注意面色有无改变，有无活跃出血等。有异常立即报告医生，尽快建立静脉通路，给予输血、吸氧。需急诊手术者立即做好术前准备。

3．禁止肛查及灌肠，以免刺激出血，若必须进行阴检，应建立静脉通道，做好充分抢救准备后进行，操作要轻而快。

4．预防感染，保持外阴清洁，每日冲洗 2 次，每日测体温、脉搏及呼吸 3 次。

5．观察产程进展，定时监测宫缩和胎心音变化，如有胎儿宫内窘迫发生，应立即吸氧并及时处理。

6．为预防产后出血，及时使用宫缩剂。密切观察子宫收缩及阴道出血量，如出血过多，遵医嘱使用宫缩剂并给予输液治疗。

7．产后按一般常规护理，注意纠正贫血，适当延缓下床时间。

五、胎盘早期剥离

妊娠晚期或分娩期的孕妇，正常位置的胎盘在胎儿娩出前部分或全部从子宫壁剥离，为胎盘早剥。可由以下原因引起：①血管病变，如母亲有高血压、妊高征或动脉粥样硬化等。②子宫内外创伤或行外倒转术用力过猛，脐带过短致使胎先露下降过程中牵拉脐带而引起。⑧宫腔内压力骤减，如羊水过多，破膜时羊水快速流出或双胎妊娠，第一胎娩出过速等。

临床表现为起病急，进展快，轻者可无症状或少量显性阴道出血，重症时可表现突发持续性剧烈腹痛，伴有轻重不等休克症状。阴道出血可显性或隐性。子宫持续强直性收缩，腹部坚硬如板样，宫体触痛明显。内出血时宫底上升。严重者可并发凝血机制障碍及肾功能衰竭等。

治疗原则为纠正休克，积极止血，给予补液、输血；及时终止妊娠，根据产次、宫颈条件、宫缩强度及出血量等决定分娩方式；防止产后出血，分娩后及时使用宫缩剂，警惕凝血机制障碍及肾功能衰竭等并发症。

胎盘早期剥离孕产妇的护理除执行前置胎盘护理常规外，尚须注意以下几点：

1．密切观察有无活动性内出血　在产妇宫底部位用龙胆紫棉签划一标记，观察宫底有无继续升高、宫体硬度及腹部压痛是否明显，有无板状腹、胎位不清和胎心音听不到等。

2．观察出血倾向　胎盘早剥易引发凝血机制障碍，应严密观察全身性出血倾向，如皮下、黏膜、注射部位等有无渗血不凝、阴道出血不止等。备好抢救药品，如肝素、纤维蛋白原、新鲜血液等。

3．预防肾功能衰竭　监测生命体征，留置导尿管观察尿量，严格记录。如尿量每小时少于 30ml，要及时通知医生。警惕失血性休克引起的急性。肾衰。

4．心理护理　胎盘早剥病情急、出血多，产妇比较紧张、焦虑，护士要多做安慰解释工作，使其能配合各项治疗和护理。

六、胎膜早破

正式临产前胎膜自然破裂，羊水自羊膜腔外流，称为胎膜早破。胎膜早破多由子宫腔内张力过大、羊水压力不均（如胎位异常、咳嗽等）、多胎妊娠或羊水过多及妊娠后期性生活产生的机械性刺激引起胎膜炎所致。

临床表现为孕妇自感有液体从阴道流出，继以少量间断性排出。肛查触不到羊膜囊，上推先露部可见羊水自宫颈流出。

治疗原则是：妊娠足月，破水 24h 未临产应引产。妊娠未足月，<37 周，体温正常，应积极保胎，防止感染，严密观察，待其继续妊娠自行分娩；如并发感染，应及时终止妊娠。破膜 12h 未临产者应用抗生素。

胎膜早破孕妇的护理如下：

1．破水后立即听胎心音，绝对卧床休息，取头低脚高位，防止脐带脱垂造成胎儿宫内窘迫或死亡。

2．预防感染

（1）保持外阴清洁，每日冲洗会阴 3 次，排便后冲洗 1 次。勤换消毒会阴垫或床垫。

（2）做好晨、晚间护理，注意皮肤清洁，病室定时通风换气。

（3）每日测体温、脉搏、呼吸 3 次，发现感染迹象应及时处理。

3．注意临产征象和胎心音变化，定时听胎心音、做胎心音监护。随时注意流出羊水的量及性质，注意是否混有胎粪。了解胎儿有无宫内窘迫等情况。

4．针对孕期胎膜早破原因，加强卫生宣教和指导，可预防和减少早破水发生。

七、过期妊娠

妊娠达到或超过 42 周时，称为过期妊娠。

胎盘功能正常者，胎儿偏大易造成难产或产伤；胎儿过熟，对缺氧耐受力差，羊水内常混有绿色胎粪，易造成新生儿窒息，新生儿可有全身表皮脱落，尤以手足明显；胎盘老化功能减退者，影响胎儿生长发育，易成为低体重儿；羊水量减少易发生胎儿宫内窘迫。

过期妊娠孕妇的护理如下：

1．孕妇入院后做好心理护理，耐心解释过期产的不利因素，取得配合。反复核对预产期，并做好引产或剖宫产前的准备。

2．引产时护理，进行催产素静脉给药引产时，根据宫缩间歇时间调节滴速，宫缩每次持续35～40s，每3～4min1次为宜，并保持静脉通路通畅。严密观察胎心音变化。引产时嘱孕妇1h内禁食、禁水，以达到较好的引产效果。整个引产过程中注意观察宫缩及胎心音变化，如有胎儿宫内窘迫应立即报告医生，及时吸氧，准备好新生儿抢救物品及药品，做好急诊剖宫的准备。

3．为预防感染，进行各种护理操作和阴道检查时要注意无菌技术。人工破膜后，按胎膜早破护理常规护理。

4．加强对过期胎儿护理，分娩前做好抢救准备，出生后及时清理呼吸道，及早发现和处理新生儿脱水、低血糖、缺氧、代谢性酸中毒等并发症。

5．产后同正常产褥期护理。

八、产后出血

胎儿娩出后24h内阴道出血量达到或超过400ml称为产后出血。常见原因有子宫收缩乏力、胎盘滞留、产道损伤及凝血机制障碍。

产后出血可发生于胎盘娩出前或后，临床表现短期内大量急性出血，产妇迅速出现失血性休克。如为少量持续性出血或宫腔积血，当失血量达到机体不能代偿时出现休克症状，产妇可表现头晕、面色苍白、出冷汗、烦躁不安、不断打呵欠、恶心、呕吐、脉搏细快、呼吸急促及血压下降等。

治疗原则为早期发现，及时诊断，积极给予止血、补血，防治休克，预防感染等处理。

产后出血产妇的护理如下：

1. 密切观察阴道出血情况，遇产后出血须反应迅速，立即通知医生，同时采取止血措施，按摩子宫或给予宫缩剂。产妇要安静平卧，吸氧，保暖，配血，建立有效的静脉通路，补充血容量，防止休克发生。对神志清楚的产妇给予心理安慰，消除其紧张情绪，配合治疗及护理。

2. 备好急救物品及药品并做好手术前准备工作。

3. 密切观察病情变化。产后出血的产妇要有专人护理，给予保留会阴垫，以估计出血量。严格记录出入量，必要时安置导尿管。定时测量生命体征。注意产妇有无出冷汗、面色苍白、烦躁及呼吸急促等休克症状，以求早期发现，及时抢救。

4. 产后出血的产妇抵抗力减低，要严格无菌操作，并常规给予抗生素预防感染。同时，要注意产妇体温及血象变化。每日会阴冲洗 2 次，保持外阴清洁，及时更换床垫。饮食上增加营养，补充含铁的食物，纠正贫血，增加机体抵抗力。

5. 加强生活护理。产后出血产妇应延缓下床时间，协助其洗漱、进食、如厕及照顾新生儿，谨防发生意外。

6. 产后出血的预防，要加强孕期保健，积极治疗可能引起出血疾病，入院临产后做好抢救准备工作等。胎盘娩出后，及时使用宫缩剂。产后需在产房观察 1～2 小时，注意宫缩、阴道出血及血压的情况，发现出血迹象及时处理。

7. 其它同正常产褥期护理。

九、产褥感染

产前、产时或产后致病菌侵入生殖道引起的生殖器官或全身的炎症变化，称为产褥感染或产褥热。引起产褥感染的原因有内在因素和外在因素。内在因素包括产妇患有慢性疾病，产后抵抗力下降，细菌可通过生殖器官引起局部和全身感染。外在因素包括分娩时无菌操作不严格、用物未充分消毒、医院环境污染、分娩期有胎膜早破、产程延长及产道损伤等；孕末期性生活及产后会阴护理不洁等也可引起产褥感染。

临床表现轻者有会阴伤口感染，局部红肿，有压痛，脓性分泌物多，伤口易裂开。重者发生子宫内膜炎，产妇有下腹痛，压痛明显，子宫复旧差，恶露量多有臭味。当感染侵入子宫肌层时引起全身中毒症状，有高热、头痛及全身无力。感染可经血液、淋巴扩散而引起盆腔结缔组织炎甚至腹膜炎。产妇体温高达 39℃～40℃，有恶心、呕吐及全腹剧痛，出现明显的腹膜刺激症状。若引起血栓性静脉炎，则表现为患肢水肿、疼痛、皮肤紧张发白。

治疗原则为伤口局部感染，拆除缝线，促进引流或扩创引流；重症感染积极抗感染治疗，补充液体和电解质，加强营养，增加机体抵抗力。

产褥感染患者的护理如下。

1．预防交叉感染。患者应隔离，住单人房间。护士应严格执行消毒隔离制度，病室要安静，每日通风换气。

2．卧床休息。会阴局部伤口感染的产妇可做理疗，如恶露基本干净后可用高锰酸钾溶液坐浴，每日 2 次。产妇取半卧位以利于引流和炎症局限。如有下肢血栓性静脉炎，应抬高患肢，将盖被支起以减少对患肢的压迫。

3．加强营养。给予易消化、富含营养素的食品，不能进食者应补液，维持水、电解质平衡。必要时输血，以增强机体抵抗力。

4．保持外阴清洁每日冲洗外阴2次，每次排便后冲洗会阴。随时更换消毒会阴垫，同时注意观察外阴伤口情况及恶露的量和性质。产妇便盆应隔离。

5．一般护理。每日测体温、脉搏、呼吸4次。高热者给予物理降温，每日测量血压2次，鼓励患者多饮水，注意口腔及皮肤卫生。

6．预防中毒性休克。密切观察患者有无休克的早期症状。如有精神恍惚、出冷汗、血压下降等，应及时通知医生，给予治疗。

7．预防。加强孕期卫生保健措施，积极治疗慢性疾病，增加机体抵抗力。严格无菌操作，正确处理分娩，减少产道损伤和产后失血。注意产褥期卫生及会阴护理。

（朱文晴　张 梅）

第七章　眼及耳鼻咽喉科疾病护理

第一节　眼科常见疾病护理

一、屈光不正

眼在调节静止状态下，平行光线（指 5m 以外的光线）射入眼内，成像不能落于视网膜者叫屈光不正，包括近视、远视和散光。

近视病因有遗传因素，高度近视常有家族史、先天发育异常、青少年阅读时间过长和距离过近。远视为眼轴过短，屈光面弯曲半径过大，屈光间质密度降低。散光多见于子午线屈光度不规则或两条垂直子午线屈光力不等。

近视眼的角膜屈光力强，视远不清，视近物清晰。远视眼的角膜屈光力弱，因成像在视网膜后，造成视物不清，看远看近都需要调节，有明显的视力疲劳，阅读和近距离工作不能持久。轻度远视，远近视力可正常，高度远视则远近视力均不正常。轻度散光 0.25D，多数视力不受影响，无症状。大于 0.5D 视物不清，需要调节，易出现视力疲劳。

治疗原则为散瞳验光。近视配适度凹透镜；远视佩戴适度凸透镜；规则散光用柱状镜矫正，近视散光用负柱状镜矫正，远视散光用正柱状镜矫正。

北京协和医院协和一森美激光角膜中心，应用准分子激光光学角膜切削术（PRK）治疗近视，获得较好效果。使用准分子激光在角膜中央进行切削，使角膜表层形成一个凹面，从而降低屈光度来矫正视力。

手术条件：年龄 18～50 岁。近视在-20．00 屈光度以下，散光不超过 5.00 屈光度，远视在 4.0 屈光度以下。近视度数稳定在 2 年以上。无全身系统疾病或其他眼疾。

屈光不正患者的护理如下：

1. 准分子激光光学角膜切削术后，术眼应遮盖 24 小时，以利术眼休息，减轻因手术引起的疼痛、异物感和流泪。术后 3 日内用四环素可的松眼膏点眼，起到抗炎及帮助角膜上皮恢复的作用。角膜上皮创面一般 72 小时可恢复正常。以后点抗生素和激素眼药水。术后第 1、3、10 日及第 1、3、6、12 个月复查。使用眼药的种类、浓度、次数遵照复查后医嘱执行。

2. 发育性近视对青少年视力影响较大，应以预防为主。加强卫生宣传教育，学习和工作应有良好照明，阅读保持 30cm 距离，看书 1h 应放松休息 10 分 min，坚持做眼保健操。高度近视应避免对眼碰撞，以免引起视网膜脱离。

二、闭角型青光眼

青光眼分原发性、继发性、先天性及混合性 4 种。原发性闭角型青光眼最常见，以眼压升高为主要特征，伴视野缺损及视力下降。青光眼常有家族史，可能与遗传因素有关。小眼球、小角膜、大晶状体、远视眼、高褶虹膜、前房浅和前房角狭窄等解剖因素及情绪激动、生气、过度疲劳、气候突变、在暗光下停留过久，可为本病的诱因。

临床急性发作时有剧烈眼痛、同侧头痛、虹视、恶心、呕吐及视力急剧下降。检查发现眼压升高、瞳孔散大、角膜水肿、眼部充血、前房变浅、房角闭塞。如眼压升高持续时间较长，检查可发现虹膜节段性萎缩，晶状体前囊下出现点状或片状混合斑块，称青光眼斑及视盘杯 / 盘比增大等。

治疗原则为先行药物治疗或激光治疗，眼压下降后选择适当方式手术治疗。

1. 药物治疗使用缩瞳剂 1%～2%毛果芸香碱，每 10min 点眼 1 次至眼压下降，瞳孔缩小后逐渐减少滴眼次数，根据眼压改为1～2小时1次或每日4次。β－肾上腺素能受体阻滞剂常用0．25％～0．5％噻吗胺点眼，口服每日2次。碳酸酐酶抑制剂，如乙酰唑胺首量500mg，以后250mg，每日2次，长期服用此药应同时补钾。使用以上药物2小时后眼压仍高，可以快速静点20％甘露醇250ml～500ml。

2．眼压下降后，根据病情选择虹膜周边切除或小梁切除术或虹膜钇铝石榴石激光打孔术。

青光眼手术患者的护理如下：

1．青光眼术后需卧床1日。嘱患者不要用手揉眼，以防伤口出血。

2．手术后术眼需点散瞳药，护士须认真核对，点药后患者用食指和消毒棉球压迫泪小点2～3min，并向滴药眼一侧侧卧，以免药液流入另眼。

3．嘱患者注意生活卫生，不要暴饮暴食，保持排便通畅，劳逸结合。避免视力疲劳及在暗处逗留时间过长，少看电视、电影。避免因瞳孔变大，加重生理性瞳孔阻滞，房水从后房入前房受阻。同时，在暗处停留过长瞳孔变大，加重周边虹膜堆积，房水从前房角流出受阻，导致房水排出障碍，使眼压升高，甚至导致青光眼急性发作。

4．保持情绪稳定，避免生气、焦虑或紧张。

5．按时点眼药，定期复查。如发现看灯光有彩色圈，感觉眼胀，视力减退，视物模糊应立即上医院检查。

第二节　耳鼻咽喉科常见疾病护理

一、先天性耳前瘘管

先天性耳前瘘管是第一鳃沟在胚胎期融合不全面形成的盲道，多具分支。大部分瘘管开口位于耳轮脚前。管腔内有脱落的上皮及角化物质，常因腐败而排出带臭味的分泌物。

耳前瘘管一般无自觉症状，感染时可出现红肿、疼痛，反复感染可出现长期不愈的脓性瘘管或结疤。

治疗原则是无症状者可不必治疗。已有感染者，应予抗感染治疗。形成脓肿者须切开引流。如瘘管反复感染，控制感染后可行瘘管切除术。

先天性耳前瘘管患者的护理如下：

耳前瘘管未感染者，无须处理，但应经常保持外耳清洁。在急性炎症时，要用抗生素控制炎症或局部热敷。切不可发现瘘管后，经常用手自行挤压分泌物，避免感染化脓。

二、鼓膜外伤

人体鼓膜较薄，易受直接或间接外力冲击而破裂，前者如针戳伤，后者如掌击或爆炸冲击波所致损伤。还有治疗颅底骨折时，操作不当，也可引起鼓膜外伤。

鼓膜受伤后突觉耳内轰鸣，伴有耳痛，有时可有少量血从外耳道流出，随即出现耳闷感、耳鸣及耳聋。

治疗原则是首先要防止感染，受伤后严禁洗耳或滴耳药，以免细菌带入中耳，必要时用无菌棉球堵塞外耳道口，同时全身应给予抗生素治疗。

鼓膜外伤患者的护理如下：

外伤后患者因耳内轰鸣会出现急躁情绪，首先稳定情绪，告诉患者预后，一般可以自愈，时间大约 2～3 周。鼓膜外伤后，一定要保持外耳道清洁干燥，以免引起细菌感染。禁止用水洗外耳道及用力擤鼻涕，如有鼻涕应从口中吐出，以防感染。

三、慢性化脓性中耳炎

慢性化脓性中耳炎系中耳黏膜因化脓性致病菌侵入，处理治疗不及时、不合理、不彻底或因鼻咽部及其邻近器官的炎性病灶反复发作所致。

慢性中耳炎按病理及其临床表现可分为3型，即单纯型、溃疡型及胆脂瘤型中耳炎。临床表现为局部及全身症状。局部表现耳痛及听力减退；全身症状为全身不适及发热等，小儿症状较重。

治疗原则包括病因治疗、引流及控制感染。彻底清除发炎组织，重建听力。抗感染常用的药物为0.25%氯霉素液或0.3%庆大霉素药液等。而溃疡型及胆脂瘤型中耳炎，一般药物治疗无效，应手术清除病变，以防发生并发症。

化脓性中耳炎患者的护理如下：

慢性中耳炎因反复发作，患者常疼痛难忍，故应积极治疗。有剧痛时可给予镇痛剂。嘱咐患者不要用手挖耳道，术后不要用力擤鼻涕或打喷嚏，以免贴片脱落。如控制不住，打喷嚏时要张口打出。术后要防止污水入耳，避免受凉、感冒。

四、鼻息肉

鼻息肉为成年人常见的鼻病。有关病因目前学说甚多，但多数学者认为是变态反应及慢性炎症所致。鼻部变态反应多次反复地发生，使得局部小血管通透性明显增高，血浆渗出增加，使得鼻黏膜极度水肿，受到外界重力作用逐渐下垂而形成息肉。

慢性炎症学说认为，慢性鼻炎、鼻窦炎的脓性分泌物的长期刺激，致使鼻黏膜内发生血栓性静脉炎及淋巴回流障碍，加上小血管运动神经被破坏，因而小血管扩张，通透性增高，发生组织水肿，形成息肉。

临床表现为持续性鼻塞、嗅觉减退及闭塞性鼻音，睡眠时打鼾是本病的主要症状。如并发鼻窦炎，鼻分泌物多，常有头痛出现。长蒂的鼻息肉，使患者有鼻异物感，后鼻孔息肉可致咽鼓管阻塞引起耳鸣及听力减退。

治疗主要为手术摘除鼻息肉。其次是针对病因进行治疗。由于鼻息肉与鼻变态反应及慢性鼻炎关系密切，因此，还须治疗鼻炎、鼻窦炎，以改变机体的变态反应状况。

鼻息肉手术患者的护理如下：

鼻息肉摘除术是治疗鼻息肉的主要方法。术后患者应取半坐卧位，以便随时吐出口内分泌物。如有虚脱或头昏现象，则改为平卧位，全麻术后应取平卧侧头位。饮食方面，患者术后口腔进路进流食，其他术式患者术后进普食。术后应随时观察患者体温、脉搏、呼吸、血压及出血情况。术前向患者讲明手术情况，以减轻患者恐惧、紧张的心理状态。本病术后效果良好。

（李孝芳 王洪燕）

第八章　口腔科疾病护理

第一节　牙体牙髓疾病治疗及护理

一、龋病

浅龋在临床上无自觉症状，釉质表面有白垩色或黄褐色斑点，探诊表面粗糙、变软，无明显缺损。位于牙齿窝沟部位的龋，窝沟有着色、变黑，探诊可卡住探针。位于牙骨质部位的龋，临床多有牙齿敏感症状，暴露的根面牙骨质有表浅而广泛的着色，探诊粗糙、变软。

中龋在临床上多有对冷、热、甜、酸，特别是对甜、酸刺激有一过性敏感症状。检查时可见龋洞，腐质去尽以后，窝洞底位于牙本质浅层。X 线照片显示龋洞部位达牙本质浅层的 X 线透射影像。

深龋在临床上有对冷、热、甜、酸，特别是对冷刺激一过性敏感的症状。检查时可见较深龋洞。腐质去尽后，窝洞底位于牙本质深层。X 线照片显示龋洞部位为深近髓部位的 X 线透射影像。

龋病治疗的原则是终止病变发展，恢复牙齿外形和功能，保护健康的牙髓，以维护牙列的完整性。可采用药物治疗、矿化法治疗及充填治疗等。

龋病患者的护理如下：

1．药物治疗的护理

（1）治疗前准备：①器械准备：常规检查器 1 套（治疗盘、口镜、镊子、探针、口杯、治疗巾）、双碟、各型钻针、挖匙、敷料盒（大棉球、小棉球、纱卷）。②药物准备：10％硝酸银或氨硝酸银、丁香油。

（2）治疗中护理：①根据龋损大小，备好适宜的圆钻、挖匙，供医生去腐质用。②在医生去净腐质后，协助其清洗牙面，用吸引器吸出水及唾液，再提供纱卷隔离唾液（隔湿）。⑧护士将10%硝酸银或氨硝酸银、丁香油分别滴入双碟内，另备数个小棉球，备用。④如用再矿化法，另准备75%氟化钠甘油小棉球，供医生进行药物涂擦治疗。⑤治疗中，嘱患者不要吞咽口水，以免将药物同口水一起咽下。治疗后请患者漱口。

2．银汞合金充填治疗的护理

（1）术前准备：①器械准备：常规检查器1套、挖匙、水门汀充填器、银汞充填器、研光器、各型钻针、成形片、成形夹、木楔、敷料盒、银汞输送器、调和板、调刀、银汞雕刻器。②材料准备：银汞合金、水门汀等。

（2）术中护理：①热情接待患者，了解病情或阅读病历，调整治疗椅位，使患者座位舒适，医生易于操作，为患者系好治疗巾，备好漱口水。③洗手后，密切配合医生的治疗，根据龋洞大小，选择并提供适宜型号、大小的器具。③治疗中，及时帮助医生吸唾液、隔湿、调节照明。④复面洞的充填要准备好成形夹、成形片，牙间隙大者，准备木楔。⑤充填前协助医生吹干窝洞并隔湿，根据需要可直接银汞合金充填，或遵医嘱调制护髓剂和垫底材料后，再用银汞合金充填。⑥根据窝洞大小准备适量的银汞合金充填材料，用银汞输送器少量多次送入窝洞内，复面洞应先送入邻面龈阶和点隙角不易填入的地方。一般先准备较小的银汞充填器，填至一定高度时，再准备较大的银汞充填器填压。输送银汞合金时，随时挤掉多余的汞放在饱和食盐水中。⑦充填后嘱患者不要咬合牙齿，以免充填体折断。准备好银汞雕刻器、研光器、咬猞纸，以便医生进行雕刻、光滑充填体外形，恢复咬拾关系。⑧医生将充填体修整完毕后，让患者轻轻咬袷牙齿，询问咬袷关系是否合适，有无咬袷高点。⑨治疗后，嘱患者24h内暂不用此牙咬食物；患者如有不适，要随时复诊。⑩为患者预约复诊时间。充填24h后，医生对充填体磨光，护士应准备各型银汞磨光钻，供医生使用。

3．光固化树脂充填的护理

（1）术前准备：①器械准备：常规检查器1套、敷料盒、各型钻针、吸引器管、光固化机及其用品、水门汀充填器、抛光钻针、聚酯薄膜成形片、咬袷纸等。②材料准备：比色板、光固化树脂、酸蚀剂、粘合剂。

（2）术中护理：①医生进行牙体预备时，护士应协助其清洁牙面、吸唾液及吹干牙面。②深龋达牙本质深层需垫底时，遵医嘱调配垫底材料。③协助医生在自然光下用比色板比色，选择近似牙色的充填材料，并征求患者的意见。④递送酸蚀剂，酸蚀牙面1min后，医生用压力水枪将酸蚀剂冲洗干净，护士协助吸水后，吹干窝洞。⑤准备蘸有粘合剂的小海绵块，以备医生涂布酸蚀后的牙面，用光固化灯照射20s。⑥准备好水门汀充填器和选择好的材料，护士协助医生分次充填，并及时擦拭和清洁充填器工作端。充填牙齿邻面时，需向医生提供聚酯薄膜成形片以分离相邻牙齿。充填后光照40s。⑦充填完毕后，护士准备咬袷纸和各型抛光钻，以便修整和抛光牙齿的外形。⑧在修整外形和抛光时，询问患者咬合关系是否合适、有无高点；征求患者对牙齿外形和颜色的满意程度。必要时，可根据患者要求加以修整。⑨修整与磨光时，医生需用高速涡轮手机调磨，护士应协助吸水。医生用慢速手机调磨时，护士应用三用枪向充填体表面喷水或滴水，以减少调磨时产生的热能，同时用强吸引器吸水。

二、牙体非龋疾病

（一）楔状缺损

临床表现为唇颊面牙颈部硬组织缺损，由浅凹形逐渐加深，表面光滑，结构坚硬，边缘整齐，为牙齿本色。缺损深达牙本质时，可以有牙齿敏感症状，深及牙髓时，可引起牙髓病或根尖周病。

治疗原则是做脱敏治疗、充填治疗及牙髓治疗。介绍正确的刷牙方法。

楔状缺损的护理如下：

1. 光固化树脂充填护理见龋病护理方法。

2. 光固化玻璃离子水门汀充填护理

（1）术前准备：①器械准备：常规检查器 1 套、敷料盒、各型钻针、光固化机、海绵块、聚酯薄膜成形片、水门汀充填器、抛光钻针、吸引器管、调和板、调和刀。②材料准备：光固化玻璃离子处理液、调和液、玻璃离子粉。

（2）术中护理：①协助医生清洁牙齿表面，吸唾，吹干牙面。②准备蘸有处理液的海绵块，由医生用其涂布牙面，光固化机照射 20s。③根据缺损大小，取适量玻璃离子粉、调和液进行调和，供医生充填缺损。护士及时擦拭和清洁充填器工作端。充填牙齿邻面时，需向医生提供聚酯薄膜成形片，以分离相邻牙齿。充填后光照 40s。④在医生修整外形和抛光时，协助其吸水、吸唾。⑤充填前牙楔状缺损时，充填完毕，可向患者征求对牙齿外形和颜色的满意程度。必要时，做适当调整。

（3）了解患者刷牙情况：纠正不正确的刷牙方法。向患者宣传口腔卫生的重要性，示范正确的刷牙方法：①刷牙时间为每日早晚两次，晚上刷牙更重要。每次刷牙 3～5min。②使用标准牙刷。③刷牙方法用模型示教。教会患者用竖刷法刷牙。

（二）牙齿敏感症

临床表现为机械刺激时牙齿有酸痛感觉，刺激去除后，疼痛立即消失，或并发有冷、热、酸、甜激惹痛，无自发痛。用探针检查牙面敏感区，可找到敏感点或面，多在牙本质外露部位、釉牙本质交界处或牙颈部。常伴有使牙本质暴露的牙体疾患，如磨损、楔状缺损等。

治疗原则为：

1．小而深的敏感点，可充填治疗并调袷。

2．袷面敏感区，做脱敏治疗并调袷。

3．牙颈部敏感区使用无腐蚀性的脱敏剂脱敏，如75%氟化钠甘油糊剂，以免烧伤牙龈。

牙齿敏感症患者的护理如下：

1．75%氟化钠甘油糊剂脱敏护理

（1）治疗前准备：①器械准备：常规检查器、敷料盒、双碟。②药物准备：75%酒精、75%氟化钠甘油糊剂。

（2）治疗中护理：①取出少量氟化钠甘油糊剂置于双碟内，备数个小棉球蘸上糊剂于治疗盘中，备用。②协助医生将患牙隔湿，医生用75%酒精棉球将患牙脱脂后，吹干牙面。医生用75%氟化钠甘油棉球反复涂擦过敏点约2～3min。⑧治疗中，嘱患者不要吞咽口水，以免将药物同口水吞咽。治疗后嘱患者漱口。

2．25%麝香草酚加热脱敏法护理

（1）治疗前准备：①器械准备：常规检查器1套、水门汀充填器2支、酒精灯、火柴、敷料盒、吸引器管。②药物准备：25%麝香草酚。

（2）治疗中护理：①将少量麝香草酚放入双碟内，制取数个小棉片浸药液备用。安装吸收器管，备用。②向患者讲清治疗经过，教会患者呼气方法和时间，以取得患者的合作，以免烟雾和味道刺激患者咽喉部。③医生擦干牙面，将药物棉片放在过敏点上，护士点燃酒精灯，将充填器工作端在酒精上加热后，递给医生熨烫棉片。同时，嘱患者呼气，并立即用吸引器吸出熨烫时产生的白色烟雾。反复热熨 2～3 次见效即可。

3．塑化剂脱敏护理

（1）治疗前准备：①器械准备：常规检查器 1 套、敷料盒、双碟、小塑料杯。②药物准备：塑化液Ⅰ、Ⅱ、Ⅲ液，75％酒精。

（2）治疗中护理：①将塑化剂按比例滴在小塑料杯内调配好后置于双碟中，备好数个小棉球浸药液，备用。②协助医生隔离唾液，用 75％酒精棉将患牙脱脂后，吹干牙面，医生用塑化液棉球反复涂擦过敏点数次。注意塑化剂不能过饱和，以免流失在黏膜上造成黏膜烧伤。护士应密切观察，必要时提供甘油棉签，涂布患牙周围，保护口腔黏膜。③治疗后嘱患者漱口。④向牙齿敏感症的患者介绍自我保健知识，可咀嚼生核桃仁、茶叶等，对牙齿敏感症有一定疗效。

三、牙髓病

牙髓充血的临床表现是有深龋洞，对温度刺激极敏感，尤其冷刺激敏感，温度测验反应迅速、局限，刺激去除后疼痛短暂持续。

急性牙髓炎：自发性、阵发性剧烈疼痛，夜间较白天剧烈，放射性疼痛不能定位，温度刺激可使疼痛加剧，刺激去除后疼痛持续一段时间，个别化脓性牙髓炎或部分牙髓坏死的患牙遇冷水疼痛缓解。

慢性牙髓炎的临床症状不典型，少数病例无明显自觉症状。一般既往可有自发痛史或长期遇冷、热刺激或进食痛，或有定时的阵发痛史，疼痛性质多为钝痛或胀痛，多数可定位。检查时可有深龋洞，温度测试反应不一，多见对热敏感或热测后呈迟缓性反应，也可有冷测敏感或迟钝。叩痛（+）或叩诊不适。

治疗原则是：

1．牙髓充血者做间接盖髓（安抚治疗）。

2. 急性牙髓炎、慢性牙髓炎急性发作或开髓后出血多者，麻醉下牙髓开放，并给止痛药。

3．慢性牙髓炎、急性牙髓炎应急处理后，后牙牙髓失活，前牙拔髓。

4. 牙髓失活后，前牙和年轻恒牙做根管治疗；成人后牙做塑化治疗或根管治疗；炎症局限者可考虑做干髓治疗。

牙髓病患者的护理如下：

1．间接骨髓（安抚治疗）护理

（1）术前准备：①器械准备：常规检查器 1 套、各型钻针、挖匙、水门汀充填器、敷料盒、吸引器管、调和板、调和刀。②材料准备：氢氧化钙糊剂、氧化锌丁香油暂封剂。

（2）术中护理：①医生常规去腐质，备充填洞型（备洞），护理同银汞充填法所述。②协助医生隔湿，擦干窝洞，需用氢氧化钙糊剂时，调配少量糊剂和氧化锌丁香油暂封剂，医生盖湿后，其上用氧化锌糊剂封闭窝洞；或遵医嘱直接用氧化锌丁香油暂封剂安抚患牙。⑧嘱患者暂不用此患牙咀嚼，安抚期间若疼痛加重或出现自发痛，请患者随时就诊。④预约患者两周后复诊。⑤复诊时，患者若无自觉症状，医生去除部分暂封剂，修整洞形，做永久性充填。护理同充填法。

2．急性牙髓炎应急处理的护理

（1）术前准备：①器械准备：常规检查器 1 套、涡轮钻针、细裂钻或小圆钻、挖匙、注射器、敷料盒、吸引器管、棉签等。②药物准备：樟脑酚、麻醉剂、碘酒等。

（2）术中护理：①在牙髓炎急性发作期，患牙疼痛剧烈，患者多有精神紧张及情绪烦躁，护士首先要关心、体贴患者，耐心接待患者，并做好解释安抚工作。向患者说明疼痛的原因、治疗的方法和目的，以取得患者的合作。②准备麻醉剂、碘酒及棉签。③麻醉效果出现后，医生开髓，护士协助吸唾，并利用吸引器管遮挡舌及口腔黏膜，以免涡轮钻误伤口腔内软组织。④髓腔开放后，护士为医生准备好樟脑酚药物棉球置于治疗盘内，备用。如患牙为逆行性牙髓炎，医生开髓后，护士应提供拔髓针，同时备 1 根樟脑酚药物棉捻，备用。⑤治疗后嘱患者暂不漱口，暂不用患牙咀嚼，以免食物进入窝洞引起疼痛；若出现疼痛或肿胀，嘱患者随时就诊。⑥预约复诊时间，嘱患者按期复诊，继续进一步治疗。

3．牙髓失活护理

（1）术前准备：①器械准备：常规检查器、各型钻针、水门汀充填器、敷料盒、挖匙、调和板及调和刀等。②药物准备：金属砷或三氧化二砷等。③材料准备：氧化锌丁香油暂封剂。

（2）术中护理：①活髓牙可在麻醉下进行开髓，护士准备麻药备用。②开髓护理同前所述。③穿髓孔暴露后，护士遵医嘱选取失活剂备用，并调制氧化锌丁香油暂封剂。④根据失活剂的性能，预约患者复诊时间，三氧化二砷失活剂封药时间 2～3d，金属砷失活剂封药时间为 10～14d。⑤告诉患者服药后可能出现的药物反应、疼痛等情况。若出现轻微疼痛且疼痛逐渐减轻或消失，属于正常反应；若疼痛逐渐加重或暂封剂脱落，请患者随时就诊；嘱患者必须按预约时间复诊，以免因封药时间过久而出现药物烧伤。

（3）注意事项：①协助医生观察患者麻醉后有无药物副作用。②封失活剂时必须配合医生严格隔湿、止血。牙体缺损大者，必要时调制材料供医生制作假壁，以防失活剂脱出造成药物烧伤。③氧化锌丁香油暂封剂调制不应过硬或过软，以免封药不严或压力过大。

4．干髓术护理

（1）术前准备：①器械准备：常规检查器1套、挖匙、水门汀充填器、冲洗器、敷料盒、调和板、调和刀及银汞充填器等。②药物准备：外用生理盐水、甲醛甲酚、干燥剂。③材料准备：磷酸锌水门汀、氧化锌丁香油暂封剂及银汞合金。

（2）术中护理：①牙髓失活护理方法同前。②牙髓失活后复诊时患者若无症状，选用圆钻或挖匙供医生去除暂封物，并取出失活剂。③选用细裂钻或小圆钻供医生揭去髓室顶部，护士协助吸唾，吹干窝洞，选用锐利挖匙，供医生去除患牙冠部牙髓。④护士准备生理盐水冲洗器，医生用其冲洗髓腔。护士协助吸唾、隔湿、吹干窝洞。⑤护士准备甲醛甲酚药物棉球，医生用其处理根髓断面。护士用水门汀充填器取适量干髓剂，备用，医生将干髓剂置于根管口并用氧化锌丁香油暂封剂暂封。⑥完成干髓治疗后，也可同时进行永久性充填，护士分别调制水门汀类垫底材料和银汞合金，配合医生完成全部治疗。必要时，遵医嘱让患者拍X线片，备复查时对照。⑦做一次性干髓术时，医生在局部麻醉下去除冠部牙髓，选用一次性干髓剂。护理方法同上。

5．塑化治疗护理

（1）术前准备：①器械准备：同间接盖髓的护理。另外，还需准备根管锉、扩大针、拔髓针、光滑髓针、髓针柄、冲洗器、双碟及小塑料杯等。②药物准备：2%氯胺T钠、塑化剂Ⅰ、Ⅱ、Ⅲ液、甘油。③材料准备：氧化锌丁香油暂封剂等。

（2）术中护理：①开髓、牙髓失活的护理方法同前。②准备好光滑髓针、拔髓针、扩大针或根管锉，供医生拔髓、扩大根管使用。同时，准备好2%氯胺T钠或3%双氧水冲洗器，医生冲洗根管时，护士协助吸唾。如患者有疼痛症状，可进行髓腔封药，待症状消失后再行塑化治疗。③患者无特殊症状，护士及时调配塑化剂，并将光滑髓针安装在髓针柄上，供医生进行塑化治疗（将塑化剂导入每根管内）。④帮助医生调整椅位，治疗上颌牙齿时，应调整手术椅位，使头稍向后仰，以利于塑化液进入根管内，并减轻患者疲劳。⑤医生反复导入塑化剂时，每两次之间，护士应协助医生用干棉球吸干髓腔内药液，以防塑化剂烧伤口腔黏膜。⑥医生塑化完毕，护士准备氧化锌丁香油暂封剂，医生封闭根管口或封闭窝洞。若一次完成充填治疗，按医生要求分别调制磷酸锌水门汀垫底材料和银汞合金充填材料。⑦塑化治疗中，应注意保护口腔黏膜，用甘油棉签涂擦患牙周围的黏膜。如有塑化剂外溢，嘱患者反复漱口，并用甘油涂敷。⑧嘱患者24小时内暂不用此牙咀嚼，如有轻度不适，可观察，待症状自行消失，如有较重不适，可随时就诊。

6．根管治疗护理

（1）术前准备：①器械准备：常规检查器1套、各型钻针、拔髓针、光滑髓针、扩大针、系列根管锉、纸捻、髓针柄、尺子、冲洗器、水门汀充填器、吸引器管、酒精灯、火柴、调和板、调和刀，必要时准备机用扩大器、螺旋充填器等。②药物准备：2%氯胺T钠或3%双氧水、甲醛甲酚等根管消毒药。③材料准备：氧化锌丁香油糊剂、牙胶尖等。④X线照片。

（2）术中护理：①开髓拔髓的护理方法同前。②根管预备：准备3cm～4cm的小尺子、扩大针、系列根管锉。根据医生测量的根管长度，将各号根管锉或扩大针的止动片调至工作长度，并按序号排放于治疗盘内。准备2%氯胺T钠或3%双氧水冲洗器，协助医生预备、冲洗根管，并同时吸水、吸唾。③根管封药：制作棉捻或准备数根纸捻，医生用其擦干根管；遵医嘱准备甲醛甲酚或樟脑酚药物棉捻，医生将其置入根管，并用氧化锌暂封剂暂封。嘱患者1周后按时复诊。根管封药治疗可省略，根管预备后直接进行根管充填。④根管充填：调制好氧化锌丁香油糊剂，根据根管工作长度和粗细，选择合适的牙胶尖数根，用75%酒精消毒后备用。准备好x线片。准备光滑髓针或螺旋充填器，医生用其进行根管充填。根管充填完成后，递送牙胶尖，并备好加热的水门汀充填器，医生用其切割多余长度的牙胶尖。填写X线照相单，嘱患者拍X线片。X线片显示患牙根充填完满，可即刻垫底并做永久性充填或预约复诊时间，完成永久充填治疗。向患者讲解填充后可能出现的不适反应，如有轻度疼痛、肿胀，可口服消炎类药物和止痛药。如有较重的疼痛或肿胀、跳痛等，可随时就诊。

（3）注意事项：①根管治疗小器械，使用前必须严格检查，如有生锈、折痕、螺纹松解或弹性不好应更换。②根管治疗时要注意无菌操作，预防交叉感染，所用器械均需消毒。③用在后牙操作时或技术不熟练的医生操作时，根管锉、扩大针必须系安全线防止器械滑脱、误吞。

四、根尖周炎

急性根尖周炎多有牙髓病史、外伤史及不完善的牙髓治疗史。初期只轻微痛或不适，咬紧牙反而感觉舒适；继而自发性钝痛及咬合痛，患牙有浮起感。检查可见龋坏、充填体或牙冠变色等，有程度不同的叩痛和牙齿松动。牙髓活力测验大多无反应或迟钝。

急性化脓性根尖周炎患牙表现与急性浆液性根尖周炎相同，而疼痛更剧烈，叩痛、松动更明显，后期邻牙也有轻度叩痛和松动，周围软组织也有炎症表现。临床可分为3个阶段：①根尖脓肿：自发性持续性剧烈跳痛，叩痛和松动Ⅲ。轻度扪痛，根尖部牙龈潮红。②骨膜下脓肿：除上述症状外，患者痛苦面容，根尖部牙龈红肿，移形沟变平，扪痛，并有深部波动感。全身不适，发热，白细胞计数增高，区域淋巴结肿大。严重病例可并发相应面部的蜂窝织炎，下磨牙可伴有开口受限。⑧黏膜下脓肿：疼痛减轻，叩痛减轻，根尖区黏膜呈局限的半球形隆起，扪诊有明显波动感，全身症状缓解。X线显示根尖区硬骨板消失，或牙周膜间隙增宽，或伴有根尖周骨质密度减低，也可无明显改变。

慢性根尖周炎无明显自觉症状，有时有咀嚼不适，既往有疼痛和肿胀史。检查时可见，龋坏或其他牙体疾患或有充填物。叩诊不适，患牙一般不松动，有时有牙龈瘘管，牙髓活力测验无反应。X线片显示根尖区有不同表现的X线透射区。

治疗原则：

1．消除急性炎症，开髓、拔髓、清除根管内感染物质及开放引流。移形沟变平有波动感时，局麻下切开引流。给予消炎药和止痛药。

2．急性症状缓解后，可做根管治疗或塑化治疗。

根尖周炎患者的护理如下：

1．急性根尖周炎应急处理的护理

（1）术前准备：①器械准备：常规检查器1套、敷料盒、涡轮钻针、拔髓针、扩大针、注射器、冲洗器、手术刀、吸引器管、体温表、石轮及棉签。②药物准备：麻醉剂、碘酒、2%氯胺T钠、樟脑酚等。⑧材料准备：橡皮引流条、咬祫纸。

（2）术中护理：①心理护理：急症患者疼痛剧烈，并伴有全身症状，应给予关心照顾，提前就诊时间。②测量体温并记录在病历上。⑧遵医嘱准备麻醉药。④安装好涡轮钻针，医生开髓时，协助吸水、吸唾。⑤准备好拔髓针、扩大针，医生用其拔髓和根尖穿刺。⑥准备2%氯胺钠冲洗器，用于冲洗根管。⑦需做脓肿切开时，应准备手术刀、生理盐水冲洗器和橡皮引流条。医生切开脓肿，冲洗切口后，置入橡皮引流条。⑧对牙齿咬祫创伤引起的根尖周炎，应准备咬合纸和石轮，医生用其测试祫关系，用石轮调磨修正祫关系，消除祫创伤。⑨术后医生给予消炎药和止痛药，向患者讲解药物的服用方法。嘱患者注意休息。⑩拍X线片，以备下次治疗使用。必要时转理疗科进行辅助治疗。⑥预约下次复诊时间，若有明显疼痛嘱患者可随时就诊。

2．根管治疗的护理同牙髓病护理。

3．塑化治疗的护理同牙髓病护理。

第二节　牙周疾病护理

牙周疾病是发生在牙周组织（牙龈、牙周膜、牙槽骨和牙骨质，也称牙齿支持组织）疾病的总称。主要分牙龈病和牙周炎两大类。

牙龈病是发生在牙龈组织而不侵犯其他深部牙周组织的疾病。常见的牙龈病有慢性龈缘炎、妊娠期龈炎和增生性龈炎等。

牙周炎指病变除发生在牙龈外，还侵犯牙周膜、牙槽骨和牙骨质的慢性破坏性疾病。常见的牙周炎有成人牙周炎、青少年牙周炎和快速进展型牙周炎等。

牙龈炎与牙周炎在病因、发病机制、症状和治疗方法上有很多相似之处，但预后却不同。牙龈炎的病变是可逆的，一旦除去病因，炎症可以完全消退，牙龈组织恢复正常。如果病因未除去，炎症得不到控制，一部分牙龈炎可进一步发展成为牙周炎。牙周炎的病变是不可逆的，长期慢性的炎症造成牙周组织的破坏吸收，使牙齿的支持组织减少，牙齿逐渐松动，最终可导致牙齿丧失。对牙周炎，现有的治疗手段可以使牙龈的炎症消退，疾病停止发展，但已被破坏的牙周组织则不能完全恢复正常。牙周炎的危害远远大于牙龈炎。

牙周疾病的护理工作主要体现在对牙周疾病检查和治疗的护理配合，以及口腔卫生宣传教育两方面。故先集中介绍常见牙周疾病的表现及治疗原则，护理内容在以后叙述。

（一）慢性龈缘炎

一、牙龈疾病

牙菌斑及其代谢产物、内毒素等长期作用于牙龈，再加上牙石、不良修复体等刺激因素导致龈缘炎。

临床表现为患者自觉症状不明显，刷牙或咬食物时可有不同程度的牙龈出血。牙龈呈鲜红或暗红色。龈乳头圆钝，龈缘变厚、光亮、水肿，质地松软，失去弹性。牙石、菌斑聚集，牙颈部有大量牙石堆积或有大量软垢，探诊易出血。

治疗原则是除去致病因素、口腔卫生宣传教育（见本节第 3 部分）及改正和消除菌斑滞留的因素。

（二）妊娠期龈炎

妊娠期龈炎的直接原因是菌斑。妊娠时性激素水平的改变，使原有的慢性龈炎加重。如果没有局部刺激因素的存在，妊娠本身不会引起牙龈的炎症。

患者在妊娠前即存在轻度龈缘炎，但未引起注意。妊娠2～3个月后开始出现症状，至8个月时达到高峰。分娩后约2个月，龈炎可大部分消退至妊娠前水平。炎症可发生于个别牙或全口牙龈，以牙间乳头处最明显，前牙区重于后牙区。牙龈鲜红、松软光亮，轻触牙龈极易出血，有时甚至自发出血。少数孕妇可发生妊娠瘤。妊娠瘤发生于单个牙的牙间乳头，一般开始于妊娠第3个月。牙龈鲜红光亮或呈暗紫色，质地松软或略带韧性，极易出血，有时有蒂，可迅速增大。严重者可妨碍进食。分娩后，妊娠瘤可逐渐自行缩小，但必须除去局部刺激物才可使病变完全消失。

治疗原则是去除局部刺激因素和口腔卫生宣传教育，对一些体积较大，妨碍进食的妊娠瘤，可在妊娠第4～6个月进行手术切除。

在妊娠初期及时治疗原有的龈缘炎，认真控制菌斑，预防妊娠期龈炎的发生和复发。

（三）增生性龈炎

主要发生于青少年，是牙龈组织局部受刺激而发生的慢性炎症，同时伴有细胞和纤维的增殖，因而牙龈形态增大。主要的局部因素为菌斑、牙石、口呼吸。牙齿错位拥挤、未充填的龋齿、银汞合金充填体的悬突及不恰当的正畸治疗等，均是常见的加重因素。

临床表现为牙龈深红或暗红，松软光亮，易出血，龈缘肥厚，龈乳头常呈圆球状增大，甚至可盖过牙面 1 / 3 或更多。

治疗原则是除去一切局部刺激因素、口腔卫生宣传教育及纠正口呼吸的不良习惯。除去病因后，牙龈纤维性增生的部分不会消退，常遗留不良的牙龈外形，有碍菌斑的清除。对此，可施行牙龈切除术，以恢复牙龈的生理外形。

（四）药物性牙龈增生

癫痫患者长期服用苯妥英钠可致牙龈增生，也可因服用硝苯地平和环孢菌素引起。

牙龈增生常发生于全口牙龈，但在上下前牙区较重。增生始于唇颊侧或舌侧的牙间乳头和边缘龈。最初呈小球状突起于牙龈表面，继之，增生的乳头逐渐增大并相连，不同程度地盖住牙面，严重者可影响咀嚼。增生的牙龈呈桑椹状或有小的分叶，质地坚实，略有弹性，呈淡粉红色。一般不出血，不痛。如并发牙龈炎症，牙龈呈深红或暗红色，松软易出血。

治疗原则是去除局部刺激因素，控制菌斑，口腔卫生宣传教育，改服其他抗癫痫药物。对于需长期服用苯妥英钠、硝苯地平及环孢菌素等药物的患者，应在开始用药前先治疗原有的慢性牙龈炎。

（五）急性坏死性龈炎

在全身抵抗力下降及营养不良、工作繁忙或情绪紧张等情况下，原来已存在于牙龈沟或牙周袋内的梭形杆菌和螺旋体的数量与毒力增加，在牙周组织慢性炎症的基础上可发生此病。

本病好发于 18～30 岁的年轻人，男性较多见。起病急，其主要特点为牙间乳头和边缘龈的坏死。病变进展迅速，牙间乳头的中央凹下呈火山口状。如病变继续发展，坏死可向侧方扩延，波及边缘龈，使龈缘呈虫蚀状，表面有伪膜。

病变部位的牙龈极易出血，可有自发出血。唾液增多且黏稠，口腔内有特殊的腐臭味。轻症患者一般无明显的全身症状。重症者可有低热、疲乏和颌下淋巴结肿大等。

治疗原则是急性期局部清创，除去大块牙石，局部用 1%～3%过氧化氢溶液冲洗、含漱。全身用药，口服甲硝唑，采用支持疗法。急性期过后应治疗龈缘炎。口腔卫生宣传教育。

二、牙周炎

（一）成人牙周炎

主要为菌斑、牙石、食物嵌塞、不良修复体等局部刺激因素所致。

本病多发生在 30 岁以后，一般由牙龈炎发展而来。病变累及多个牙，但组织破坏缓慢。主要临床表现为：

1．牙龈炎症。牙龈红肿，呈深红或暗红色，龈缘变厚，龈乳头圆钝，牙龈组织松软脆弱，易出血。轻压牙龈时，龈缘有脓性渗出物，可有口臭。

2．牙周袋形成。正常情况下龈沟深度<2mm，牙周炎时上皮附着丧失，真性牙周袋形成，探诊深度>3mm。

3．牙槽骨吸收。正常情况下，牙槽嵴顶距釉牙骨质界约 1mm～2mm。牙周炎时，牙槽骨吸收，高度降低。

4．牙齿松动、扇形移位。牙齿松动、移位，是牙齿支持组织特别是牙槽骨破坏到一定程度而产生的症状。牙齿移位多见于前牙。

治疗原则是常规牙周基础治疗（洁治、刮治和口腔卫生宣传教育）。必要时调𬌗、手术治疗。病变严重者可应用抗生素治疗，可服用螺旋霉素或甲硝唑。

（二）青少年牙周炎

患者龈下菌斑的成分主要为革兰阴性杆菌，其中最主要的为放线杆菌。此外，大量研究表明，约有75%的青少年牙周炎患者，其周缘血中中性粒细胞的趋化功能降低，吞噬功能也减退，这种白细胞趋化功能缺陷常为家族性。

临床表现为青春期开始发病，发病年龄在11～13岁。男女均可发病，女性多于男性，但也有人报告性别无差异。口腔卫生一般较好，但牙周组织破坏严重。有明显的家族倾向。病变最初累及切牙和第1磨牙，并可探及深的牙周袋。病变晚期，由于牙齿松动，可有牙齿移位，并呈扇形展开。病情进展迅速。牙周组织被破坏的程度比成人牙周炎快3～4倍。患者在20岁左右即已拔牙或牙齿自行脱落。

治疗原则是早期发现，及时治疗，主要为牙周基础治疗。抗生素治疗，如口服四环素、螺旋霉素等。必要时进行调𬌗、手术治疗。口腔卫生宣传教育。

（三）快速进展性牙周炎

约有66%～80%的患者有中性多形核白细胞趋化功能低下或自体混合淋巴细胞反应异常。关于本病的龈下菌群了解得尚不充分，主要的细菌有牙龈类杆菌及中间类杆菌等。

本病多发生于青春期至35岁，男女发病无差异。病损可发生于全口牙的任何牙齿，而且常累及多数牙。病变进展迅速，引起牙槽骨的严重破坏，甚至发展为牙周脓肿或牙齿丧失。

治疗原则是常规牙周基础治疗、口腔卫生宣传教育及抗生素治疗，如服用四环素、螺旋霉素或甲硝唑等。维持治疗，定期复查。

（四）牙周脓肿

牙周脓肿是发生于牙周袋壁的急性局限性化脓性炎症，一般发生于重症牙周炎的深牙周袋。致病因素有：①深牙周袋内的感染进入深部牙周组织，引起该处的化脓性炎症，形成脓肿。②炎症渗出物从牙周袋内向外引流不畅。③牙周治疗过程中，因操作不当将感染源推向深部的牙周组织。④机体抵抗力下降时，局部抵抗力降低，使慢性炎症急性发作。

临床表现有：

1.急性牙周脓肿常在单个或多个牙齿的唇或颊侧近龈缘处形成范围较局限的脓肿或突起，大小不等，表面光亮、发红、水肿。肿胀区常伴有持续性跳痛、压痛，咬合时疼痛加剧。患牙有叩痛及松动，有深牙周袋。患者可有牙齿伸长感、全身不适和淋巴结肿大等。

2. 急性牙周脓肿可自行破溃排脓而消退，也可转变为慢性牙周脓肿。慢性牙周脓肿无明显主观症状。常因引流不畅而积脓于牙周袋内，形成袋样膨胀。患牙稍有不适，有时在粘膜上可发现瘘管，按压时可有脓性渗出物从瘘管内排出。检查时叩痛不明显，扪诊时可有压痛。

急性牙周脓肿的治疗原则是止痛、防止感染扩散及使脓液引流。在脓肿初期脓液尚未形成前，可清除大块牙石，冲洗牙周袋，将防腐收敛药物引入袋内，全身给以抗生素或支持疗法。

当脓肿局限、出现波动时，可根据脓肿部位，从牙周袋内或牙龈表面引流。切开引流后应彻底冲洗脓腔，并敷防腐药物。

急性期可适当调船，以去除早接触点。急性期过后，应彻底治疗慢性牙周炎。

三、牙周疾病主要治疗术及护理

（一）龈上洁治术护理

龈上洁治术是使用龈上洁治器械除去龈上牙石和菌斑，并磨光牙面，防止菌斑和牙石再沉积。它是牙龈炎和牙周炎必须进行的基本治疗，也是口腔内各种手术术前及义齿修复前的准备工作之一。

1．器械及用品的准备

（1）常规治疗用品 1 份（检查器 1 套、漱口水 1 杯）。

（2）根据洁治部位的需要及医生使用器械的不同习惯，准备相应的洁治器（洁治器的结构及用途见本节第四部分）。

（3）根据医生的治疗需要准备以下物品：①小药杯 1 个，杯内倒入 3%过氧化氢 15ml～20ml，用于患者救治前后的含漱。②冲洗器 1 个，吸入 3%过氧化氢，可用于洁治中及洁治后的局部冲洗。⑧消毒干棉球适量，用于擦干唾液及污血，也可浸入 3%过氧化氢擦洁牙龈。④双碟 1 个，滴入浓台液 1 滴，用于牙龈的消炎。

2．护理配合

（1）安置患者于椅位，为患者围好前身（避免在治疗中因遗洒药物而污染患者衣服）。

（2）调节椅位及灯光，协助医生保持清晰视野。

（3）随时添加治疗中所需器械及用品。

（4）向患者进行口腔卫生宣传教育。

（二）洁治术后牙面磨光护理

洁治后，牙面可有轻微划痕，且常有遗留的色素和肉眼难辨的细小牙石，用磨光器抛光牙面，可防止菌斑再度堆积。

1．器械及用品的准备

（1）常规治疗用品：同洁治术。

（2）磨光用具 1 套：①低速手机 1 个。②橡皮磨光杯 1 个。③磨光糊剂适量。

2．护理配合同洁治术。

（三）龈下刮治术护理

凡牙周袋内探及龈下石者，在进行龈上洁治术后，应用比较精细的龈下刮治器刮除位于牙周袋内根面上的牙石和菌斑，并刮除牙根表面已感染病变的牙骨质，使根面光滑平整，具备形成牙周新附着的条件。

1．器械及用品的准备

（1）常规治疗用品同洁治术。

（2）根据刮治部位的不同，准备所需刮治器（刮治器的结构及用途见本节第五部分）。

(3)3％过氧化氢 1 杯约 20ml，冲洗器 1 个，3％双氧水用于刮治后冲洗牙周袋。

（4）消毒干棉球适量。

（5）浓台液 1 滴。

2．护理配合

（1）同洁治术（1）、(2)。

（2）根据医生的需要，准备麻药（刮治术前，根据患者牙周及身体情况决定选用何种麻醉药），并做好备用。

（3）随时添加治疗中所需器械及用品。

（4）根据患者口腔卫生情况，进行口腔卫生宣传教育。

（四）调船及护理

调船适应证有：有创伤船的牙齿，在进行刮治术后；牙齿形态异常，牙尖过高或斜面过陡，干扰正常咬合关系或形成食物嵌塞。

1．器械及用品的准备

（1）常规治疗用品同洁治术。

（2）咬合纸适量，如无咬合纸可用剪成与咬合纸相应大小的复写纸代替。

（3）根据医生的需要，选择形状大小合适的砂石针或金刚钻针。

（4）低速手机 1 个。

2．护理配合　同洁治术

四、牙周科专用器械

（一）洁治器

1．手用洁治器

（1）镰形洁治器共 4 支。①前牙镰形（直角）1 支，用于前牙洁治。②前牙镰形（大镰刀）1 支，可用于全口牙的洁治，但主要用于前牙。③后牙镰形（牛角）1 对，用于后牙洁治。

（2）锄形矫治器 1 对。锄形洁治器主要用于去除全口牙齿颊舌面的碎小牙石、菌斑及烟斑色素等。

2. 超声波洁牙机　超声波洁牙机是一种高效去除牙石的器械，尤其对去除龈上大块牙石有省时、省力的优点。超声波洁牙机由超声波发生器和换能器两部分组成。发生器发出振荡，并将功率放大，然后将高频电能输出至换能器即手机。手机将高频电能变换成超声振动，每秒达 2.5 万次以上，振幅达 0.254 μm（1 / 1000 时），通过换能器上的工作头高速振荡而除去牙石。使用超声波洁牙机应注意以下几点：

（1）切忌长时间连续脚踏开关，以免使工作头处于连续工作状态而缩短机器的使用寿命。治疗结束，应及时关闭电源。

（2）超声波洁牙机必须在有喷水（雾）冷却的情况下工作，水柱应对准工作头，以达到冷却的目的。

（3）口腔内的细菌可随冷却水的喷雾由口腔内喷出而污染诊室空气。有研究表明，在洁治前让患者口含3%过氧化氢，鼓腮漱口 1min 室后再进行超声洁治，可大大减少喷雾中所含的细菌数，减少环境污染。对患有肝炎、肺结核等传染性疾病者，则禁止使用超声波洁牙机洁治，以免造成环境的严重污染。

（4）体内放置心脏起搏器的患者及医务人员不宜使用超声波洁牙机，以免因电磁辐射的干扰，影响起搏器的正常运转。

（5）超声波洁牙机在使用后，应以 2.5%碘酒消毒手机柄及工作头，待其自然干燥 1 分钟后，用 70%酒精脱碘，方可继续使用。

（二）刮治器

1．匙形刮治器共 2 对，分别为前牙 1 对，后牙 1 对。

近年来国际上普遍使用 Gracey 刮治器，共有 7 支，一般使用其中的 4 支即可完成全口各部位的刮治。这 4 支器械的用途分别是：#5～#6 适用于前牙及尖牙；#7～#8 适用于磨牙及前磨牙的颊舌面；#11～#12 适用于前磨牙和磨牙的近中面；#13～#14 适用于前磨牙和磨牙的远中面。

2．锄形刮治器共 4 支，分别用于全口牙的近、远、中和颊舌侧 4 个面。

第三节　口腔颌面部肿瘤护理

肿瘤在颌面外科是常见病和多发病。良性肿瘤多来源于牙源和上皮组织，其次为间叶组织，治疗以手术切除为主。恶性肿瘤以上皮组织来源为多见，治疗方法应根据肿瘤组织来源、生长部位、细胞分化程度、发展速度、临床分期及患者的机体状况和精神状态来选择。

一、牙龈癌

口腔颌面部的恶性肿瘤以癌为最多见，尤其以鳞状上皮细胞癌为常见，占口腔颌面部恶性肿瘤的80%以上。

牙龈癌是发生在上、下颌游离龈、附着龈的癌性病变。在我国患病率较高，在口腔颌面部恶性肿瘤构成比中居首位。下颌牙龈癌较上颌多发，男性多于女性，好发年龄50～70岁。

牙龈癌发病可能与下列因素有关：原发性癌与残根、残冠及不良修复体的慢性刺激有关；继发性癌多见于牙龈区白斑及乳头状瘤恶变。

临床上病变多发生在磨牙区，前牙区少见。生长速度较慢。牙龈癌呈浸润性生长，易向周围组织扩展，破坏牙槽骨，引起牙齿松动和疼痛。上颌牙龈癌可侵入上颌窦，上颌出现神经麻木，累及周围肌肉引起开口困难，进食、说话不便。牙龈癌多数为高分化鳞癌，淋巴转移比其他部位口腔癌出现晚。下颌牙龈癌主要转移至颌下、颈上深淋巴结，淋巴转移率为30%。上颌牙龈癌在中晚期出现淋巴结转移。

牙龈癌对放疗不敏感，应采取以手术为主的综合治疗方法。早期只累及牙槽骨者，可行颌骨矩形切除，下颌骨牙龈癌可同时行舌骨上淋巴结清扫术。下颌牙龈癌累及颌骨时，应行颌、颈联合根治术，颌骨缺损区可植入钛板，以保持颌骨连续性和正常的咬袷关系。上颌牙龈癌累及上颌窦时，应作全上颌骨切除，有淋巴结转移者应作颈淋巴清扫术。

牙龈癌手术患者的护理如下：

1．术前护理

（1）颌骨切除将破坏患者正常面颌外形和生理功能，故术前应耐心做好解释工作，把疾病的原因、性质及手术的目的、术式及术中、术后易出现的问题及护理向患者讲清楚，以取得患者的配合。

（2）牙周洁治。

（3)做好面颈部皮肤准备,上颌骨切除需要口内植皮者应准备供皮区皮肤，一般选用大腿内侧皮肤。剪鼻毛，清洁口、鼻腔。

（4）做好输血前的交叉配血及术后所用腭护板。

（5）做好青霉素和普鲁卡因等药物皮肤过敏试验。

（6）术前 1d 应用含漱剂漱口，保持口腔清洁。

（7）一侧下颌骨切除者，术前应制备好合适的健侧斜面导板，以保护正常猞关系。

（8）术前 30min 肌内注射抗生素，以预防术后感染。

2．术后护理

（1）全麻未清醒前应密切观察血压、脉搏和呼吸情况，保持呼吸道通畅，及时吸出鼻腔分泌物。如有舌后坠现象，应行舌牵引，使舌前伸并固定在口外。对下颌肿瘤范围较大、下颌骨切除超过中线行气管切开者，应按气管切开常规护理。

（2）手术次日患者应采取半卧位。每日做雾化吸入 2～4 次，以稀释痰液，利于排出，减轻咽喉部肿胀，防止呼吸道感染。

（3）每日做口腔清洁或口腔冲洗，即用生理盐水棉球擦拭（或盐水冲洗）牙间隙、龈颊沟、颊黏膜、牙齿的颌面及舌侧面、舌、口底，保持口腔清洁，嘱患者在餐后用含漱液含漱。

（4）给予高热能、高蛋白、富含维生素的流质饮食或要素饮食，不能进食者行鼻饲，必要时可行锁骨下静脉穿刺给予静脉高营养，以维持和增强机体的抗病能力，促进愈合。

（5）上颌骨切除、口内植皮者，要注意观察包扎敷料及填塞的碘仿纱条有无松动、脱落，发现异常及时报告医生，采取措施。

（6）遵医嘱合理应用抗生素，预防切口感染，植骨者应用抗生素应持续2周。

（7）下颌骨切除术后颌间结扎一般需维持4～6周，斜角导板要放置半年以上。

（8）上颌骨切除创口初愈后，应早期指导患者做张口训练，防止瘢痕挛缩影响言语和进食。

（9）同时，做颈淋巴清扫术者，按颈淋巴清扫术后常规护理。

二、腮腺混合瘤

混合瘤又名多形性腺瘤，此肿瘤含有肿瘤性上皮组织和黏液样组织或软骨样组织，又称混合瘤，是涎腺肿瘤中最常见的一种。腮腺是混合瘤好发部位，约占60%～85%，颌下腺占10%，小涎腺占7%，混合瘤也可发生在磨牙后三角，颊、唇等部位。在此主要介绍腮腺混合瘤。

腮腺混合瘤好发年龄为40～60岁，临床表现特点为：

1．病史长，肿瘤生长缓慢，无自觉症状，无疼痛，边界清楚，有包膜，中等硬度，呈结节状生长。肿瘤呈球状、分叶状或不规则形，一般可以活动。

2. 生长于腮腺深叶的肿瘤，当体积增大时，可见咽侧或软腭膨隆，出现咽部异物感或吞咽障碍。肿瘤向外生长，可造成面部畸形，但一般不引起功能障碍。

3. 若肿瘤在缓慢生长一段时间后，突然加速生长，出现疼痛或面神经麻痹，则提示有恶性变化可能，应结合其临床表现综合考虑。

治疗原则是腮腺浅叶部位的肿瘤，应行肿瘤及浅叶切除，保留面神经。治疗成功的关键在于第1次手术方式应从肿瘤包膜外的正常组织处切除。

手术后常见并发症为味觉出汗综合征。腮腺混合瘤彻底切除后复发率很低。

腮腺混合瘤手术患者的护理如下：

1. 术前护理

（1）术前1日做好皮肤准备，剃去患侧耳后发际上3cm范围内的毛发，并用肥皂水彻底清洗干净。

（2）腮腺区手术有可能损伤面神经，所以患者术前思想负担较重，故术前应做好耐心的解释工作。

（3）术中有时在腮腺导管内注射1%亚甲蓝，其作用使腮腺着色，以便与面神经相区分。注射亚甲蓝后，开始几次尿液颜色可呈蓝色，应告诉患者不必紧张。

2. 术后护理

（1）注意观察切口渗血情况，如渗血较多，应及时报告医生给予止血处理，必要时需打开伤口探查，如因切口包扎过紧，患者出现呼吸困难，应协助医生及时剪开绷带，给予重新包扎处理。

（2）腮腺手术后，局部应用敷料压迫包扎是保证切口Ⅰ期愈合的重要环节。应密切观察敷料包扎的松紧度，保证压力，防止敷料松动、脱落，导致手术区积液，或发生涎瘘及感染。

（3）术中创口内放置的引流条或负压引流装置，无异常情况一般在48～72h内拔出，拔出后切口加压包扎7～14d。如局部出现积液，可用注射器抽吸后继续加压包扎，直至痊愈。

（4）术后进流食或半流食，禁食刺激性食物，特别是酸性食物。因酸性食物刺激腺体分泌活跃，易形成涎液潴留，影响伤口愈合。

（5）由于手术刺激面神经，部分患者术后会出现暂时性面神经麻痹，应安慰患者不必担忧，经药物治疗或理疗可以逐渐恢复。

（6）对因病变范围大未能保留面神经者，术后患者会出现睑裂闭合不全，应注意保护患者的眼睛，白天可滴用眼药水或戴眼罩、盐水纱布覆盖，以防止发生暴露性角膜炎、结膜炎。

三、恶性淋巴瘤

恶性淋巴瘤是全身性疾病，约半数病例首先侵犯头颈部，在病理上分为非霍奇金淋巴瘤（NHL）和何杰金淋巴瘤（HL）。何杰金淋巴瘤发生于淋巴结者称结内型，发生在淋巴结外者称结外型，男女之比为2：1，病因不明。

临床表现为淋巴结肿大，尤其是颈、腋下、腹股沟等表浅淋巴结肿大，可移动，表面皮肤正常。结外型早期多为单发病灶，可发生于牙龈、腭、颊、舌根、扁桃体、口咽、颌骨及颏等部位。临床表现症状呈多样性，有炎症、坏死、肿块等各型。随病情发展可伴有全身症状：发热、多处淋巴结肿大、贫血、乏力、肝脾肿大及消瘦等。

治疗原则为单发病变且局限者，手术切除后可行化疗加放疗。头颈部恶性淋巴瘤以化疗为主。

恶性淋巴瘤患者的护理如下：

1．实施化疗方案的静脉给药，方法非常重要，应先以未加药物的液体进行静脉穿刺，抽吸回血确认针头在血管内后，将配制好的药液由茂菲滴管内滴入。勿使药液溢出血管外，否则引起组织水肿、疼痛、坏死。若不慎漏出时，应立即注射生理盐水稀释，同时局部冷敷 48 小时。阿霉素滴入速度不宜过快，并且应注意心脏功能。

2．注意事项为药物应现配现用，滴药宜慢，一般在 15～20 分钟内完成。对某些需避光输入的药物，应在输液瓶及输液管上套上黑布套。

3．用药剂量较大时，溶剂量也应相应加大，以免浓度太高刺激血管，发生静脉炎。

4．反复接受化疗的患者，由于化疗药物的刺激常使血管发生栓塞、静脉炎，应注意保护血管，穿刺应从远端开始逐渐向上。

5．化疗期间应鼓励患者多饮水，促进药物排泄。

6．在化疗的第 4、7、10、14d，查血白细胞数及分类、血小板，白细胞低于 3×10^{9} / L，血小板低于 80×10^{9} / L，应考虑停药，或加用刺激骨髓再生、提高白细胞及血小板的药物，必要时少量多次输新鲜血液。第 7、14d 查肝肾功能及心电图。

7．食欲减退者应给予助消化药，恶心、呕吐严重者可肌注甲氧氯普胺或静脉滴注维生素 B6100mg～200mg，还应给予补液。

8．化疗期间患者会出现口腔溃疡，应适当给予抗生素预防感染，保持口腔清洁，用有消毒、收敛作用的溶液含漱，预防口腔炎和咽喉炎。如溃疡影响患者进食，可用 0.5%普鲁卡因溶液在饭前含漱，以减轻疼痛。

9．化疗药物可致脱发、脱须及色素沉着，应在治疗前向患者解释，一般不需停药或特殊处理。停止治疗一段时间后毛发可以再生，色素会逐渐消退。

第四节　唇腭裂序列治疗及护理

唇腭裂是最常见的面部先天性畸形疾患之一，患病率达 1．82‰。发病机制尚不十分清楚，大多与遗传因素有关。传统单一的唇腭裂手术修复不能达到满意的治疗效果。由于唇腭裂患者先天颌面部发育缺陷及手术创伤，常形成牙颌系统畸形、语音功能障碍等继发畸形，严重影响了患儿及家属的精神心理健康。要预防继发畸形，取得满意的治疗效果，常需颌面外科、整形外科、口腔正畸科、修复科、耳鼻喉科、语音病理、精神心理、妇儿科等各科专家密切合作，实行综合序列治疗。

唇腭裂序列治疗及护理分为 5 个阶段：

一、手术前处置

1．唇腭裂患儿的出生登记。目前在许多发达国家和地区已经建立起较为完善的出生缺陷登记制度，患儿出生后 24h 内，区域性出生缺陷监测机构即可获得信息，并对患儿的治疗过程进行指导和监测。

2．对唇腭裂患儿父母的教育。唇腭裂患儿的出生对其父母是沉重的打击，及时使家长了解有关疾病的知识十分重要，以唇腭裂治疗中心编撰的小册子进行卫生宣教，介绍该疾病治疗步骤和可能达到的治疗效果。在患儿出生后 2 周左右参加唇腭裂中心的第 1 次会诊，由儿科医生对患儿进行全面的体检，由外科或语音病理医生与患儿家长进行认真地交谈，及时解答有关问题，对喂养方法提供指导，并对治疗原则及可能的预后作较为详尽的介绍。

3.完全性唇腭裂的术前正畸治疗。由于患儿颌骨及颌周肌肉连续性的丧失，出生后早期即可表现出明显的颌骨骨段移位，术前正畸的目的是保持或恢复各骨段的正常位置和正常牙弓形态，以利于颌骨的正常发育。此时，一般不主张使用复杂矫治器，简单的腭托多可达到目的。

二、唇裂修复术

唇裂是颌面部最常见的一种先天性畸形，患病率约为1%。先天性唇裂常并发腭裂，少数患儿还有身体其他部位畸形。唇裂分为单侧唇裂和双侧唇裂。根据裂隙的大小、造成的功能障碍（如咀嚼、吸吮、吞咽、语言、表情等）和外貌缺陷的程度不同，通过手术治疗可恢复外形及功能。

1.手术治疗原则　单侧唇腭裂修复手术的时机多在出生后3～6个月左右。完全性双侧唇裂可采用分次手术，在出生后3个月和6个月时分别修复双侧裂隙，以降低手术难度，减轻创伤，有利于颌骨的发育。

2．手术前护理

（1）口腔颌面外科术前准备。

（2）婴幼儿应于术前数日停止吸吮母乳或奶瓶嘴，改用汤匙喂养，以便术后习惯于喂饲流质。应向家长说明，手术后若继续吮吸将影响伤口愈合，引起伤口感染、重新裂开等。同时，如术前不训练用喂饲的方法，术后患儿对突然改变的喂饲方法不适应，引起哭闹也会影响伤口愈合。

（3）手术前用清水洗净面部及唇部，鼻孔用盐水棉球擦拭，成人剪去鼻毛，注意口腔清洁，用药液含漱，做好个人卫生，剃胡须等。

（4）成人单侧唇裂以局麻为主，婴幼儿主要选用基础麻醉加局麻，成人双侧唇裂可应用全麻。成人全麻术术前8小时开始禁食，婴幼儿于术前6小时开始禁食、水。

3．手术后护理

（1）口腔颌面外科手术后护理。

（2）全麻清醒后4～6h，可用滴管或小匙喂流质，喂食时尽量不接触伤口，以免引起伤口感染，术后10d方可吮吸母乳或奶瓶嘴。

（3）注意观察患儿术后有无脱水、高热等症状，并及时处理。注意保暖，防止感冒引起肺炎等并发症。

（4）手术区域在术后第1d加压包扎，防止出血，第2d开始给予暴露，除去压迫敷料，安放唇弓，以保护唇部伤口和减少唇部的张力，并用75%的酒精清洁伤口。避免血液、鼻涕、泪水污染。唇弓松紧度要适宜。

（5）婴幼儿应避免啼哭、吵闹，保持局部清洁、干燥，防止患儿搔抓及碰撞上唇，以免裂开。尤其夜间更应注意，可将患儿双肘松捆制动或戴布手套。

（6）术后应用抗生素防止感染。视张力程度，于术后5～7d拆线。发生感染的缝线应提前拆除，婴幼儿的口内缝线宜晚拆或不拆。拆线后，尚须提醒家长防止患儿碰伤唇部，否则，虽伤口愈合但也有裂开的可能，2周后撤掉唇弓。

三、腭裂修复术

腭裂也是一种患病率较高的先天性畸形，虽然不影响美观，但因腭裂与鼻腔相通，不仅发音不清，在饮食吞咽、呼吸等方面均有严重功能障碍，尤其是语言功能障碍。对儿童心理会产生不良影响，限制了儿童天真、活泼的特性，养成了不愿与人接触的个性。通过手术缝合裂开的腭部，恢复腭咽正常解剖形态，达到重建生理功能的目的。

1.手术治疗原则　腭裂修复手术多选择在患儿1岁至1岁半时进行。腭裂修复的手术方法很多，最常用的是传统的兰氏（Langenbeck）双蒂粘骨膜瓣腭成形术和二瓣后推腭成形术。

2．手术前护理

（1）口腔颌面外科术前准备。

（2）术前应注意口鼻和咽部有无感染，特别是有无扁桃体炎和增殖腺肥大。

要注意保暖，预防感冒。如有上呼吸道感染，需在术前进行治疗，待炎症消退后再考虑手术。

（3）向患儿及家属（包括成年患者）耐心讲解术后需要保持安静，不能大声哭笑、喊叫，不吃坚硬或过烫食物，以免影响伤口愈合。

（4）术前 1 日用含漱液反复漱口，保持口腔清洁。备血。

（5）裂隙较宽大者，术前可考虑制备腭护板备用。

（6）成年患者可选择局部麻醉，患儿一般选择气管内插管全麻。术前晚禁食、禁水。

3．手术后护理

（1）口腔颌面外科术后护理。

（2）全麻未清醒前，取平卧位，头偏向一侧，保持呼吸道通畅，以利于分泌物流出，并经常吸净口腔内分泌物。吸痰时注意吸管勿接触伤口，以免引起伤口出血。采用咽后壁组织瓣移植的患者，由于咽腔缩小，咽后壁创面可能渗血，易发生呼吸道阻塞，故应严密观察，防止呕吐、伤口出血和呼吸道阻塞。

（3）全麻清醒后，患儿多因疼痛而不敢下咽，口腔内常积有多量分泌物，应及时用吸引器吸出，应将吸痰管放在下颌龈颊沟间吸引，切勿将填塞碘仿纱条吸出。

（4）加强饮食护理，保持口腔清洁是促进伤口愈合的关键。术后 2 周内可给予流质饮食，3～4 周进半流食，第 5 周后改为软食或普食。对不能进食的患儿可适当补充液体。每次进食后都应用漱口液漱口，保持口腔清洁，防止食物黏附于创口，引起伤口感染。

（5）防止患儿术后大声哭闹及吃过硬食物，引起伤口裂开。注意保暖，防止感冒，避免因咳嗽而影响伤口愈合。

（6）术后 8～10d 取出松弛切口的纱条，取出后 2h 内禁食，并注意伤口有无渗血。渗血多时应报告医生，及时处理。腭部缝线可在术后 14d 拆除。患儿如不合作，可不必勉强拆除，任其自行脱落。

（7）腭裂修复后，还要为恢复功能创造条件，须向患者及其家属说明，尚需进行语音训练使发音得到逐步改善。术后 3 个月，可指导患儿及家属用拇指按摩腭部，并做后推的动作。同时，开始语音矫治，建议患者吹口琴，吹气球，以加强腭咽闭合，并从头学习汉语拼音。

（8）定期随访语音改善情况，并确定是否需要再行手术或专门进行语音训练。

四、手术后处置

1. 术后语音效果的观察和语音治疗。语音发育的早期即可能出现声门及咽部的异常代替音，这种发音模式一旦建立就很难矫正。因此，腭裂修复后要及时发现和治疗发音异常。术后半年内应对患儿的语音状况进行 1 次较全面的评价，对有问题者可开始早期训练。其他患儿每年进行 1 次随访，到 4 岁左右，再进行 1 次较全面的语音功能检查，包括发音评价、鼻音程度判断及听力检查等。对发音异常者进行系统和高密度的语音治疗。半年以后对治疗效果不明显，尤其是仍表现一定程度的高鼻音者，进行全面的腭咽功能检查，至少应包括 X 线和鼻咽纤维镜检查，对确诊有腭咽闭合不全者，应采取进一步的治疗措施。

2. 腭咽闭合不全的处置。经过较为系统的语音治疗，到患儿 5 岁左右，语音改善仍不明显者，可考虑二次咽成形术，其目的只是协助发音时的腭咽闭合，奠定正常语音功能的解剖基础，并不能直接矫正发音异常，故术后仍应继续进行语音治疗。

除咽成形术外，还可考虑用矫形修复体协助发音时的腭咽闭合。由于各种矫治器需反复摘取以保持清洁，每次摘取都会使患者感到自己是有缺陷的，故应尽量避免长期使用矫治器，只宜将其作为语音治疗的辅助手段。

3．正畸治疗 。可根据牙列状况分为乳牙列期、混合牙列期和恒牙列期3个阶段进行治疗。

五、颌骨及面部继发畸形的治疗

1．牙槽突裂植骨术。患儿9～11岁恒尖牙萌出之前是行牙槽突裂植骨的理想年龄。植骨手术后约有15%的患者可能需手术开窗，并经正畸协助恒牙的萌出。

2．唇鼻及颌骨继发畸形的手术治疗。目前各种唇裂修复术式均难做到1次矫正所存在的鼻、唇畸形。除了遗留不同程度的瘢痕组织外，随着生长发育还会出现越来越严重的继发畸形，很多患者可能需经多次手术修整才能矫正唇、鼻畸形，达到相对满意的最终效果。

3．面部继发畸形的治疗。部分完全性唇腭裂患者还可能逐渐产生严重的面中部后缩畸形。这部分患者共同的特征是上颌后缩，上颌前部高度不足和相对的下颌前突，在使用正畸手段不能满意地矫正畸形时，应采用外科手段使上颌骨下降、前移。这一手术应在生长发育完成后（男性17～18岁、女性15岁）进行。在畸形和错愕极为严重时，考虑到心理社会因素的影响，手术年龄可以提前，但应向患儿家长交代术后发育受限及可能需再次手术的问题。

六、唇腭裂治疗护理中应注意的问题

1．中耳感染与听力问题。早期的听力丧失不仅会影响患儿对发音技巧的掌握，还会导致语言发育障碍。因此，患儿出生后即应密切注意检查和观察其中耳功能，在唇腭裂修复前更应将听力及中耳检查作为一项常规的术前准备内容。

2．患者的精神心理状态。面部畸形及语音功能异常会给患者形成不良的自我印象，社会对这种疾病的反应也多不利于患者精神心理的正常发展。各种主观和客观因素使患者最终感到自己与社会环境不相容，并因而产生焦虑，自我封闭等心理症状。因此，注意患儿的行为变化，及时进行必要的心理咨询和治疗，对保证最终的治疗效果十分重要。

3．注意患儿的全身健康状态。唇腭裂患儿的全身发育状况一般稍差于正常儿童，尤其是合并其他畸形（如先天性心脏病）时，可能会影响总体治疗计划和预后。故在治疗前应全面了解患儿的健康状况，治疗过程中也应注意观察患儿的整体生长发育情况。

4．重视患儿父母的配合。唇腭裂的治疗过程贯穿患儿整个生长发育期，畸形与功能变化的关系也十分密切，治疗过程中需要患儿能及时、多次复诊。因此，患儿家长与医护人员的配合是保证良好治疗效果的前提。尤其在语音治疗过程中，患儿家长的积极性起着决定性的作用。因此，医护人员应做好患儿父母的工作，使其充分了解配合治疗的重要性，并充分发挥积极作用。

第五节　口腔修复护理

口腔修复学的临床内容包括牙体和牙列缺损畸形，牙列缺失的修复，预防牙周病，颞颌关节疾患的矫形治疗和颌面部缺损的修复治疗。本节主要介绍最常见的牙列缺失修复及护理、牙体缺损的全冠修复及护理、活动义齿的使用和保护须知。

一、牙列缺失的总义齿修复

上颌、下颌或上下颌牙齿全部缺失者，称为牙列缺失。上颌或下颌牙齿全部缺失，其对颌牙列可能是完整的或是只有缺损，称为单颌牙列缺失。牙列缺失的原因有：龋齿和牙周病，老年人因生理退行性改变，导致牙龈萎缩、牙根暴露、牙槽骨吸收，造成牙齿松动脱落，不良修复体也可造成牙列缺失。

牙列缺失是一种常见病、多发病。患病年龄多在50岁以上，青年人由于变性型牙周病也可导致牙列缺失。患者中，女性多于男性，上颌牙列缺失多于下颌。牙列缺失，对患者颌面部形态的改变，对发音和咀嚼功能的影响均比牙列缺损严重。牙列缺失后应适时进行全部义齿修复，以恢复颌面部形态、发音和咀嚼功能，保护颌面部的软、硬组织，维护颞下颌关节健康。

治疗原则是制作全口义齿。全口义齿用基托和人工牙组成，义齿借助各种固位力和辅助因素附着在上下颌牙槽嵴上，可恢复患者颌面部的形态和功能，促进组织健康。全口义齿是粘膜支持义齿。

总义齿修复患者的护理如下：

1．操作步骤及所需器械

（1）初诊时所需器械及护理：①患者坐在治疗椅上后，围好前身，调整头托位置，准备好检查器、小毛巾，口杯中放水。②选择上下无孔托盘各1个。根据托盘的大小，准备经色印模膏2～3块，准备刮刀、酒精灯（取初印模）。⑧取终印模时护士要准备印模材料，总义齿一般用打样膏，上颌大约用10g～15g，下颌用7g～12g。

（2）印模材上盘时的注意事项：①上颌不要太多，上颌唇系带处、颊系带处、上颌结节处都必须涂到。②下颌颊系带处、舌系带处及磨牙后垫处都要涂到。上下颌印模合格后，写好患者的姓名，送至模型室灌制石膏模型。

2．确定正中关系及试托时的护理

（1）确定正中关系时护理：取来患者的石膏模型，准备好合平面板、合平面铲、烫蜡刀及垂直距离测量器（有时要用虫蜡板）。

给患者准备好检查器，口杯放水，戴好治疗巾，给医生点燃酒精灯，待用，准备好红蜡板。

（2）试托时的护理：准备器械和操作步骤与确定正中关系基本相同，多准备1盘戴石针，主要用小桃石。

3．试牙时的护理　准备检查器1份，小毛巾1条，口杯1个，给患者戴好治疗巾并调整好椅位，准备排牙蜡刀1把，各类戴石针1盘，红、蓝咬合纸各1条，并点燃酒精灯待用。

协助医生写好收费条，试牙完后，及时把修复体送模型室。

4．戴牙及复查时的护理

（1）戴牙时的护理：准备检查器1份、小毛巾1条及口杯1个，给患者戴好治疗巾并调整好椅位，各类戴石针1盘，红、蓝咬合纸各1条，纱布卷2个，砂纸片2个，协助医生写好收费条。对患者依照戴牙须知内容进行必要的宣传教育，交给其戴牙须知单1张。

（2）总义齿复查时的护理：准备小毛巾1条、口杯1个，给患者戴好治疗巾并调整好椅位，准备排牙蜡刀1把，各类戴石针1盘，红、蓝咬合纸各1条，纱布卷2个，砂纸片2个，必要时准备好棉签及龙胆紫，自凝单体及自凝牙托粉，协助医生写好收费条。

二、牙体缺损全冠修复

全冠因制作材料不同分为金属全冠、塑料全冠。金属全冠又因制作方面不同分为铸造全冠及锻造全冠，临床多用铸造全冠。铸造全冠一般多用于大面积充填后及隐裂的后牙。

全冠修复的护理如下：

1．用物准备。除一般常规用物外，还应准备各类金刚砂车针、咬合纸、印模材料及托盘。

2．初诊时护理。待医生牙体预备完毕后，护士调制印模材料，医生取印模后立即送往模型室灌制石膏模型。

3．粘固时护理　准备粘固剂、调刀、凋板、70％酒精棉球。待医生试戴调整磨光后，将全冠用70％酒精消毒后吹干，备用，调制水门汀粘固剂，将粘固剂均匀涂在全冠内层，递与医生。

常规清理用物并消毒，备用。

4．注意事项

（1）调制粘固剂一定要能拉出3cm丝方可使用。

（2）调刀、调板一定要保持干燥。

（3）塑料全冠一般用于临时冠，粘固用氧化锌糊剂，其他护理同铸造全冠。

三、活动义齿的使用和保护须知

活动义齿由牙齿、卡环（钩）、托或杆组成。使用中，必须注意保护，护理上做到以下几点。

1．义齿的咀嚼功能不如真牙，因此不宜吃过硬食物，以免折裂。

2．戴牙前分清义齿的上下、前后、左右，然后放入口内，用手指在义齿或托上轻轻按压即可戴好。摘下颌牙时用同侧拇指将钩向上推动。摘上颌牙时用食指或中指将钩向下拉动即可取下，不要用猛力推拉，以免造成义齿折断或钩变形。

3．初戴义齿时，往往有说话不清楚，口水多，恶心等不舒服感觉，也可能感觉有些紧，全口牙又可能感觉有些松（特别是下颌的）。这些不适多是暂时的，习惯适应后就会好转，一般说义齿对味觉的影响不大。

4．全口义齿初戴后吃饭易掉，应先慢进食，吃软食，将食物放入口中，先用后牙慢慢咀嚼，不要用前牙切咬。另外，在打喷嚏、打哈欠、漱口、咳嗽、低头时，义齿容易松脱，经过一段时间练习，即可自动控制。

5．饭后应摘下义齿洗净，漱口后再戴上，保持口腔卫生，否则食物残渣存积，挂钩的牙齿易龋坏。晚上义齿必须刷洗干净，睡眠时佩戴或摘下均可。摘下的义齿要放在冷水中，不要放在热水中或干放，以免变形。

6．戴用过程中如发生疼痛、咬腮、咀嚼不得力或卡环过松、吃饭易掉等情况，应及时复查修改。如义齿发生破裂或折断，应将碎块带来进行修理，不要自行修改，以免弄坏。

（李孝芳）

第九章　急诊常见症状护理

第一节　发热患者的急救护理

【概述】

人体正常体温通常保持在 36 至 37 摄氏度区间，个体间因昼夜更替、年龄层次、性别差异、活动强度、情绪波动、药物摄入及环境条件等多种因素而略有不同，其波动范围一般不超过 1 摄氏度。当机体遭遇致热源侵袭时，下丘脑的体温调节中枢会相应调整其调定点，导致体温超出正常范围，此现象被定义为发热。发热是一个伴随着体温升高的复杂生理病理反应，其中体温的上升仅为发热的外在表征。这一过程由致热源或致热性细胞因子触发并介导，引发机体在生理、内分泌及免疫功能等方面的综合反应。发热主要划分为感染性发热与非感染性发热两大类，前者源于细菌、病毒及真菌等微生物的感染，后者则涵盖肿瘤、血液疾病、变态反应性疾病及结缔组织病等病因。

发热状态下，体温的升高会诱发一系列代谢与功能上的改变。具体而言，体温每升高 1 摄氏度，基础代谢率约提升 13%，导致糖原分解加速，血糖水平上升，糖原储备减少，同时脂肪与蛋白质的分解代谢也相应增强。此外，体温升高时，皮肤与呼吸道的水分蒸发以及在退热过程中大量出汗，均会造成机体水分的显著丢失。长期发热的患者还会面临各类维生素，尤其是水溶性维生素的大量消耗。发热的进程及其特征概述如下：

1. 体温上升阶段：此阶段机体产热超过散热，体温逐渐上升，伴随症状包括皮肤苍白、体力衰弱、畏寒、寒战及无汗等。

2. 高热持续阶段：此时机体产热与散热在较高水平上达到动态平衡，表现为皮肤潮红、灼热感、体力下降、皮肤干燥、呼吸加深加快、开始出汗、尿量减少及头痛等。

3. 退热阶段：机体散热超过产热，体温开始下降，特征为大量出汗及皮肤湿润等。

【护理评估】

1. 病史采集：需详细询问患者发病的急缓与时间节点，发热的持续时长及间歇周期，以及最高体温记录。同时，应深入了解患者是否有外伤经历、传染病暴露史、接触史、用药历史及预防接种情况。关注患者是否伴有寒战、盗汗、头痛、颈项疼痛、肌肉疼痛、关节疼痛、咳嗽伴咳痰、关节肿胀、淋巴结肿大、体重减轻及皮肤病变等症状。

2. 体格检查：执行全面的身体检查，涵盖生命体征监测、皮肤状态、黏膜观察及淋巴结触诊等关键项目。辅助诊断检查：安排进行血常规检测、血液培养、血涂片分析、肥达氏反应测试、胸部 X 光摄影、痰液培养与涂片检查、尿液培养、腹部 B 型超声检查、红细胞沉降率测定以及结核抗体检测等。

【分诊思路】

一、热型分类

1. 稽留型发热：多见于大叶性肺炎、伤寒及斑疹伤寒等疾病。

2. 间歇型发热：疟疾、急性肾盂肾炎及局限性化脓性感染等为其常见病因。

3. 弛张型发热：常见于败血症、风湿热、严重结核病、渗出性胸膜炎及化脓性炎症等。

4. 回归型发热：回归热、霍奇金病及鼠疫等疾病中较为典型。波状型发热：布鲁菌病、恶性淋巴瘤及腹膜炎等可呈现此热型。

5. 不规则型发热：结核病、癌性发热及风湿热等疾病中较为常见。

二、发热程度

1.低热 37.3～38.° C

2.中等热 38.1～39.° C

3.高热 39.1 ～41.° C

4.超高热 41° C 及以上

三、伴随症状分析

1. 寒战与发热并存：此症状可见于败血症、大叶性肺炎、急性胆囊炎、急性肾盂肾炎、流行性脑脊髓膜炎、疟疾、药物热、急性溶血反应、流行性斑疹伤寒、流行性出血热及传染性单核细胞增多症等多种疾病。

2. 咽痛伴发热：通常提示上呼吸道感染或化脓性扁桃体炎。

3. 咳嗽咳痰与发热：是急性呼吸道感染及肺部感染的常见表现。

4. 胸痛伴发热：可能源于肺部感染、胸膜炎或肺脓肿等疾病。

5. 腹痛、恶心呕吐与发热：常见于急性细菌性痢疾、急性胆囊炎、急性肾盂肾炎及急性肠炎等。

6. 头痛与发热：可能与脑炎、脑膜炎或脑脓肿等相关。

7. 全身关节痛伴发热：可能涉及结缔组织病、痛风或银屑病性关节炎等。

8. 严重中毒症状与发热：多见于严重感染，尤其是败血症患者。

9. 皮疹与发热：可能指示水痘、猩红热、麻疹、斑疹伤寒、伤寒或天花等疾病。

四、关于不明原因发热患者的住院建议

1. 当门诊长期随访检查或诊断性治疗仍未能明确病因时。

2. 患者年龄较大、体质虚弱，整体状况不佳。

3. 病情迅速恶化或出现急性症状。

4. 存在免疫功能低下、粒细胞缺乏等潜在风险因素。

5. 面临可能产生严重后果的危急重症情况。

6. . 需要进行门诊无法执行的创伤性检查。

【急救与护理】

发热只是一种症状，其病因复杂多样，如果病因明确，发热治疗应首先祛除病因。发热还是个重要的疾病信号，是机体抵抗疾病、消除致病因素的一种表现。因此，只有持续高热可能造成机体过度消耗、诱发惊厥或心力衰竭时，才应及时退热。

一、紧急措施

1.物理降温　用温水或乙醇进行全身擦浴，通过蒸发和传导作用来增加机体的散热。用冷湿毛巾敷额部，或用冰袋置于枕、颈、腋窝、腹股沟等部位降低大血管温度。

2.药物降温　复方氨基比林注射液 2ml，肌内注射。口服可选用布洛芬、对乙酰氨基酚等。

3.冬眠疗法　适用于高热抽搐和超高热经上述治疗无效的患者。可遵医嘱给予氯丙嗪、异丙嗪、哌替啶等组成的冬眠合剂降低体温。

二、一般护理

1.病情观察：定时监测体温，一般每 6 小时测 1 次，高热时每 4 小时测 1 次，药物或物理降温 30min 后应测 1 次，体温正常 3 天后，改为每日 1～2 次。观察并记录发热的类型、程度和呼吸、脉搏、血压和伴随症状的情况。

2.加强基础护理：高热患者严格卧床休息，低热患者减少活动，多休息。保持环境温度适宜、空气流通。按需要给予口腔护理、皮肤护理，特别是大量出汗患者应及时擦干，更换衣服和床单，保持皮肤清洁干燥。

3.补充营养和水分：给予高热量、高蛋白质、高维生素、易消化的食物，补充高热带来的高消耗，提高机体抵抗力。鼓励患者多饮水。对食欲缺乏的患者鼓励少食多餐。对不能进食者给于静脉输液或鼻饲。

第二节　胸痛患者的急救护理

【概述】

胸痛（thoracic pain）作为急诊科常见的症状表现之一，其产生机制涉及多方面因素，包括缺氧状态、炎症反应、肿瘤浸润、肌肉张力变化、组织坏死以及物理或化学刺激，这些因素能激活胸部的感觉神经末梢，生成痛觉信号并传递至大脑的痛觉处理中心，进而引发胸痛感知。胸痛的出现可归因于多种疾病，特别是循环系统、呼吸系统以及消化系统的疾患，但值得注意的是，肺组织本身缺乏感觉神经分布，仅当肺部病变波及胸膜或周边组织时，才会引发疼痛感觉。胸痛在强度、特性及伴随症状上展现出显著的多样性，部分胸痛能直接反映疾病的特性，而另一些则与疾病状态不完全对应。因此，准确鉴别胸痛的性质、探究其根本原因、评估胸痛的严重程度，对于妥善管理胸痛患者、降低误诊率具有至关重要的意义。

【护理评估】

1.病史：简要了解患者性别、年龄、职业、家族史和既往史。不同年龄段胸痛的好发病因不同，中老年人可多注意肺部肿瘤、心绞痛、心肌梗死等，年轻人可多注意气胸、肺炎等。而采矿、玻璃制造、喷砂清洗等工作环境易导致矽肺的发生。长期卧床患者突发胸痛有肺栓塞的可能;有腐蚀物吞咽史，则有食管炎的可能。

2.病情发展：了解起病时间、诱因、发展速度、疼痛部位、性质、伴随症状、有无缓解、

影响因素、诊疗经过等。

3.体格检查：生命体征检查，特别是呼吸和脉搏。专科查体主要包括胸壁、肺部和心脏检查。如肺炎、胸膜炎、气胸等均在肺部的叩诊、听诊上有明显区别。

4.辅助检查：血常规、心肌酶学、心电图、胸部 X 线或 CT 检查，必要时进行胃镜和 B 超的检查。

【分诊思路】

1. 胸痛位置与辐射范围：若痛感位于胸骨后方或心尖区域，并延伸至左侧肩背乃至牙齿，应高度怀疑心肌梗死；当疼痛定位于胸骨后时，需考虑食管及纵隔的病变可能性；对于由胸壁病变引起的胸痛，其疼痛位置往往固定，且局部施压会引发疼痛感受。

2. 疼痛性质：胸痛的特性多样，可表现为锐利的刀割痛、灼热的烧灼感、尖锐的刺痛、锥形的锥痛、剧烈的撕裂痛、深沉的钝痛、轻微的隐痛、压抑的闷痛、紧缩的绞痛以及强烈的压榨性疼痛等。肋间神经引发的疼痛通常为刺痛

或烧灼样痛，肌肉疼痛则呈现为酸痛感，食管炎的特征是灼热性疼痛，心绞痛与心肌梗死则带来压迫性或压榨样的痛感，主动脉瘤可能导致锥形的剧痛，而肺部肿瘤则常引起沉闷的痛感。

3.疼痛影响因素：心绞痛口服硝酸甘油缓解，神经症活动时缓解;气胸及胸膜炎呼吸时加

重，食管疾病吞咽时加重。

4.伴随症状：肺部疾病常伴有气管、呼吸道症状，食管疾病常伴有吞咽困难、哽噎症状，肺栓塞以及肺癌常伴有咯血;心绞痛、心肌梗死常伴有心悸、出汗;气胸、肺炎、胸膜炎、过度换气综合征均有呼吸困难。面色苍白、大汗淋漓、血压下降则考虑为心血管疾病诱发。

【急救与护理】

急性胸痛的处理原则是集中精力迅速判断是否属于致命性胸痛，给予积极对症救治，然后针对病因进行处理。

一、紧急措施

1. 卧床休息，保持安静。有焦虑、恐惧情绪者，遵医嘱给于镇静处理。

2. 保持呼吸道通畅，有低氧血症时，给予鼻导管或面罩吸氧，流量1～3L/min，使血氧饱和度≥95%。

3. 开放静脉通道, 保证给药途径通畅，同时要注意控制输液速度。

4. 如果患者病情较重甚至生命体征不稳定，必须严密监测其生命体征、神志、瞳孔以及出入量。

二、一般护理

1. 活动　疼痛缓解期可根据病情适量活动, 活动量以不引起疼痛为宜。

2. 饮食护理　疼痛剧烈时暂禁食:对怀疑为心绞痛、心肌梗死等给予低盐、低脂、低胆固醇并富含维生素的清淡易消化的食物，少食多餐，进食不宜过饱，防止便秘。

3. 心理护理　向患者解释，减轻其焦虑紧张情绪，保持心情舒畅。

4. 对因护理　积极治疗原发病是缓解胸痛的重要措施。

第三节　呼吸困难患者的急救护理

【概述】

呼吸困难(dyspnea)指的是患者主观上感受到空气不充分或呼吸需费力，客观上则体现为呼吸动作的费力加剧。在临床表现上，轻度患者会感到胸部憋闷、气息短促，而重度患者则可能展现出用力呼吸、口呼吸、鼻翼翕动、坐位呼吸、发绀以及辅助呼吸肌参与呼吸，同时伴随呼吸频率、节奏和深度的异常变化。

呼吸困难可能由单一或多重因素引发。多数情况下，呼吸困难与呼吸系统及循环系统的疾病紧密相关，例如心力衰竭、支气管哮喘等多种病症。然而，也有诸多其他原因可导致呼吸困难，包括重症肌无力、一氧化碳中毒等状况。由疾病引发的呼吸困难是临床上极为关键的异常生命体征，严重情况下可在短时间内危及患者生命。

【护理评估】

一、病史

简要询问患者一般信息、既往史、此次发病情况。根据起病及发展速度，在数分钟或数小时内发生的为突发性呼吸困难，患者常难以忍受，伴有痛苦面容、端坐呼吸、出汗及发绀等。在几天或几周内出现的为慢性呼吸困难，大多数严重慢性疾病患者发生的呼吸困难都可以用其原发病来解释。

(二)呼吸困难的程度及特点

通过评估患者的心率、血压、血氧饱和度、意识、呼吸形式、呼吸音、体位、皮肤颜色等，可以初步判断患者呼吸困难的严重程度。还可以按照Hugh-Jones 分级法将呼吸困难分为五度:

Ⅰ°与同龄健康人相同

Ⅱ°在平地步行如同常人，但不能上下坡

Ⅲ°不能长距离步行，大多在 1.6km 以内

Ⅳ°中间不休息就不能走完 46m

Ⅴ°说话、穿或脱衣都感到呼吸困难，不能行走

三、呼吸困难的表现形式

1. 吸气性呼吸困难　患者吸气明显受限，表现为吸气时出现“三凹征”，即胸骨上窝、锁骨上窝以及肋间隙和肋膈角处吸气时出现明显凹陷，同时可伴有高调吸气性哮鸣音。为上气道狭窄或梗阻的特征。

2. 呼气性呼吸困难　患者呼气时明显受限，表现为呼气时间明显延长，常伴有呼气性哮鸣音或干啰音。为肺泡弹性降低及小气道阻塞的特征。

3. 混合性呼吸困难　患者呼气和吸气时均显困难，表现为呼吸浅快，常伴有呼吸音减弱或消失，并有病理性呼吸音。为肺部广泛病变导致有效气体交换面积减少、气体交换障碍及胸廓运动受限的特征。

四、体格检查

一般检查和心肺检查。观察胸廓外形及呼吸运动情况、有无三凹征和颈静脉充盈，重点进行购部的叩诊和听诊。如胸廓饱满、叩诊呈鼓音、听诊呼吸音减弱或消失是气胸的典型体征。

五、辅助检查

血氧饱和度监测，血气分析，胸部 X 线或 CT 检查，心电图，血常规，肺功能检查、肺动脉造影等。

【分诊思路】

一、起病的急缓

突发性呼吸困难起病急骤或在原有疾病的基础上突然加重，多见于支气管哮喘、急性左心衰竭、急性上气道梗阻、气胸以及大面积肺栓塞等。慢性呼吸困难时症状缓慢出现，程度相对较轻，常持续数日、数周甚至更长。见于慢性

支气管炎、肺气肿、肺心病、充血性心力衰竭、严重贫血、代谢性疾病、心包疾病、胸膜疾病等。

二、常见的特征性异常呼吸

1.哮喘呼吸　患者表现为病苦面容、常呈端坐体位，呼吸急促、费力，点头耸肩，呼气时间明显延长，可伴有不用听诊器也能听到的哮鸣音，多见于支气管哮喘、急性左心衰竭和伴有支气管痉挛的严重肺气肿。

2.深大呼吸　患者呼吸深而规则，频率较快，此为机体的一种代偿机制，为的是尽可能多地排出二氧化碳。见于严重的代谢性酸中毒、尿毒症、糖尿病酮症、肝性脑病、酒精中毒以及颅内疾病。

3.潮式呼吸 也称为陈一施呼吸(Chenya-Stokes’s bresth)，患者的呼吸频率呈周期性改变，呼吸逐渐变浅，乃至暂停，20 ～75s 后呼吸重新出现，其深度逐渐增大，频率加快，称为深大呼吸，然后再次变浅、停顿，如此周而复始。多见于危重病患者，如严重的颅脑疾病、晚期尿毒症及心力衰竭时。

4.蝉鸣呼吸　患者吸气时出现一种类似蝉鸣的音调，同时伴有三凹征。为喉部通气不畅所致，见于喉部异物、会厌及喉头水肿、肿瘤等。

5.鼾声呼吸　患者呼吸时带有明显的鼾音，类似正常睡眠时的打鼾，为咽部组织下坠或(和)气管及大支气管内有较多分泌物所致。见于各种原因造成的深度昏迷，特别是急性脑血管病造成的昏迷。

6.点头呼吸

患者吸气时抬头，呼气时低头，随着呼吸呈点头状。见于危重病患者，特别是在临终前出现。

7.间停呼吸患者呼吸的深度较正常为浅，呼吸数次后发生暂停，间隔数秒至数十秒后吸再次出现，如此反复。见于呼吸中枢严重受抑制的患者，如急性阿片类毒品及有机磷中毒、休克、严重的颅脑疾病和临终前。

8.叹气呼吸 也称为叹息呼吸，患者在正常呼吸时突然出现深大呼气，似叹气，发作时间不定，转移患者注意力时可以避免其发生，见于癔症。

三、几种常见的可引起呼吸困难的疾病

1. 急性肺水肿　多见于急性左心衰竭、急性有机磷中毒及氯氮草平等药物和肺毒性气体中毒的患者。起病急骤(左心衰患者多在夜间睡眠时或大量、快速输液后发生)。剧烈呼吸困难，常有端坐呼吸；咳泡沫痰，严重时咳血性泡沫痰。双肺湿啰音，其程度与病情成正比。

2. 急性呼吸道异物阻塞　多见于幼儿、儿童和老人，异物多为弹球、花生米、瓜子、果冻、硬币等；老年人异物多为固体食物，如汤圆、丸子等。起病急骤，多在玩耍或进食时发生。表现为吸气性呼吸困难，三凹征，呼吸困难的严重程度取决于阻塞的程度，严重堵塞的患者面色发紫，双手掐喉，烦躁不安。伴有剧烈咳嗽、恶心呕吐。

3，支气管哮喘　好发于冬、夏季节，患者多有发作史。起病较急，呈呼气性呼吸困难。有咳嗽、哮鸣音出现。

4. 自发性气胸　多见于慢性阻塞性肺气肿及无力体型者，部分有结核病史。起病较急，部分患者有患侧胸痛。呼吸深快，张力性气胸患者的呼吸困难呈进行性加重。严重者有气管移位。患侧胸部肋间隙饱满，听诊呼吸音减弱或消失，叩诊呈鼓音。

5. 癔症　多见于青年及中年女性，尤其有歇斯底里性格者。常在特定的场合下发病，很少在无人时发病。呼吸急促，每分钟可达 40～100 次。无缺氧表现及异常心肺体征。双手常呈爪形。

【急救与护理】

呼吸困难改善的根本方法是病因治疗。急救的原则是保持呼吸道通畅，纠正缺氧和二氧化碳潴留，纠正酸碱失衡，为基础疾病及诱发因素的治疗争取时间。

一、紧急措施

1. 保持呼吸道通畅　清除患者呼吸道异物及分泌物。取半坐卧位或端坐位，昏迷且呼吸不畅者应保持头部仰伸；伴有呕吐者应保持侧卧位；若呼吸极度困难、发绀，应立即气管插管给予人工呼吸支持;若患者呼吸、心搏骤停，立即行心肺复苏。

2. 吸氧　一般先予鼻导管吸氧。如果是慢性阻塞性肺疾病，要低浓度吸氧（<>35%）;成人呼吸窘迫综合征患者给予高流量（>50%）吸氧；哮喘急性发作、呼吸衰竭等情况出现严重缺氧时，给予面罩吸氧或机械辅助通气。

3. 开放静脉通道，遵医嘱给予支气管解痉剂、呼吸兴奋剂、抗生素等治疗;若出现其他症状，则给予相应治疗。

4. 备好急救物品，随时做好气管插管、气管切开、机械通气的准备，备好吸引器等抢救物品和药品。

二、一般护理

1. 取半卧位，甚至坐位，暂时禁食。

2. 病情观察：需持续监控生命体征波动与呼吸机能状态，密切关注呼吸的节奏、频次及深浅度的变化，同时留意血氧饱和度水平及动脉血气分析的结果。对神志状态、瞳孔反应、皮肤与黏膜的色泽变化进行观察，尤其在进行氧疗时，务必重视并评估氧疗的实际效果。

3. 进一步对因对症处理：遵医嘱给予支气管解痉、强心、利尿等处理。如为气胸，协助做好胸腔穿刺排气或胸腔闭式引流。

4. 并发症防治：对患者可能出现的并发症，应积极预防和处理。

5. 患者病情稳定后，收住院进一步治疗，严重者可转至 ICU，癔症患者则在急诊室留观治疗。

第四节　昏迷患者的急救护理

【概述】

意识（awareness）指的是大脑觉醒的水平，体现了中枢神经系统对内外部环境刺激所作出的应答能力。当这种能力减弱或消失时，会引发不同程度的意识障碍（altered states of consciousness）。若意识丧失持续存在，则称之为昏迷（unconscious state），这是意识障碍中最为严重的情形，提示患者的脑干网状结构上行激活路径或大脑皮层可能遭受了结构性或功能性损伤，导致脑功能长期且严重受损。在社区急救场景下，面对此类患者，首要任务是确认其是否陷入昏迷，随后分析昏迷的潜在原因，并采取针对性的急救措施，紧接着迅速将患者转送至医院急诊科，避免在院外延误过久。

意识涵盖“觉醒水平”与“意识内容及活动”。觉醒水平的维持依赖于脑干网状结构上行激活路径的完整性，而意识内容及活动的正常展现则依赖于大脑皮层高级神经活动的健全。当脑干网状结构上行激活路径受到抑制，或大脑皮层遭受广泛损害时，会导致觉醒水平下降，意识内容减少或变异，进而引发意识障碍。

颅内病变可直接或间接影响大脑皮层及网状结构上行激活路径，例如大脑广泛急性炎症、幕上占位性病变引发的脑疝对脑干的压迫，以及脑干出血等，均可造成严重意识障碍。颅外疾病则主要通过干扰神经递质传递和脑的能量代谢来影响意识。例如，全身性缺血缺氧可导致脑水肿、脑疝，或减少去甲肾上腺素的合成，间接影响脑干网状结构上行激活路径或大脑皮层；肝功能衰竭时，代谢废物积累，形成假性神经递质取代正常的去甲肾上腺素，导致意识障碍和昏迷；酸中毒会降低突触后膜的敏感性，从而引起不同程度的意识障碍；低血糖则因脑部能量供应不足及能量代谢紊乱，可引发低血糖性昏迷。

现代神经生理学研究表明，脑干网状结构上行激活路径是维持意识的关键结构，它不断发放冲动，广泛作用于大脑皮层的各个区域，激活皮层并维持觉醒状态。因此，脑干网状结构上行激活路径的功能是意识的生理学基础。脑干受损、受压或脑代谢紊乱均可导致意识障碍的发生。

【护理评估】

一、昏迷程度的判断

1. 轻度昏迷　患者的意识及随意运动丧失，但可偶有不自主的自发动作。处于被动体位对外界事物、声、光刺激无反应，可偶有不自主的自发动作及眼球转动。对强烈刺激如压迫眶上孔可出现痛苦表情，针划足底可有防御反射性屈曲或躲避运动，但不能回答问题和执行简单的命令。脑干生理反射存在，深浅反射及生命体征无明显改变。

2. 中度昏迷　患者对外界一般刺激无反应，眼球无转动；对强烈刺激的防御反射以及角膜反射和瞳孔对光反射均减弱；呼吸、脉搏、血压可有改变，大小便潴留或失禁，并可出现病理反射。

3. 深度昏迷　患者肌肉松弛，无任何自主动作，可有去大脑强直现象，对外界一切刺激均无反应。角膜反射、瞳孔反射、咳嗽反射及吞咽反射均消失；各种深浅反射和病理反射消失。生命体征不稳定，大小便失禁。

4. 过度昏迷　又称“不可逆昏迷”，是“脑死亡”的临床表现。患者在深昏迷的基础上出现体温低而不稳定，脑干反射功能丧失，瞳孔散大固定，自主呼吸功能丧失，需要人工呼吸器维持，血压亦需用升压药维持，脑电图呈电静息，脑干诱发电位消失。

三、辅助检查

1. 常规检查　可作血、尿、大便常规及血糖、电解质、血氨、血清酶、肝肾功能、血气分析等检查，根据以上常规检查结果，进一步选择特殊检查以辅助昏迷的诊断。

2. 特殊检查 根据病情选择心电图、X 线片和 B 超检查。对疑有颅内病变者，可根据需要选择脑电图、CT、磁共振、X 线脑血管造影等检查。

【分诊思路】

一、颅内病变

1. 急、慢性脑血管病：脑出血、蛛网膜下腔出血、脑梗死等。

2. 颅内感染：乙型脑炎、散发性病毒性脑炎、流行性脑脊髓膜炎、结核性脑膜炎等。

3. 颅内占位性疾病:脑肿瘤、脑脓肿、脑寄生虫病、颅内肉芽肿等。

4. 颅脑损伤:脑震荡、脑挫裂伤、外伤后颅内血肿、脑内血肿等。

5. 高颅压综合征:脑疝等。

6. 癫痫、癫痫发作后昏迷.

二、颅外病变

1. 急性重症感染:脓毒败血症、中毒性肺炎、重症伤寒、中毒性痢疾等。

2. 心脏疾病:严重心律失常、心力衰竭、心源性休克等。

3. 内分泌疾病：垂体性脑病、甲状腺危象、肾上腺危象等。

4. 代谢障碍：肝性脑病、肺性脑病、尿毒症、糖尿病酮症酸中毒、糖尿病非酮症高渗性昏

迷、低血糖性昏迷、水电解质及酸碱平衡紊乱等。

5. 急性中毒：工业毒物中毒、农药类中毒、生活类及食物中毒、动物类中毒、植物类中毒、

药物类中毒

6. 物理性损害：高温中暑、低温、淹溺、触电、高山病、减压病等。

7. 严重缺氧：地震、泥石流、煤矿瓦斯爆炸等灾害。

三、生命体征的观察

1. 体温：体温升高可见于脑炎、脑膜炎及癫痫持续状态者;急骤高热提示脑干出血、中暑、抗胆碱能药物中毒；体温过低见于休克、低血糖、巴比妥类药物中毒等。

2. 脉搏：脉搏变慢可见于颅内压增高，如减慢至 40 次/分，则见于心肌梗死、重度房室传导阻滞;脉搏增快可见于高热或感染性疾病，如增快至 170 次/分以上，则见于心脏异位节律，脉搏先慢后快伴血压下降，考虑脑疝压迫脑干、延髓生命中枢衰竭。

3. 呼吸：呼吸深大见于代谢性酸中毒、糖尿病、尿毒症、败血症、严重缺氧等;呼吸减弱见于肺功能不全、镇静剂中毒、下部脑干病变等。呼吸异常伴气

味异常，如糖尿病呼吸气味呈烂苹果味;尿毒症呈氨臭味;肝性脑病呈腐臭味;有机磷农药中毒呈大蒜味;酒精中毒呈乙醇味。

4. 血压：血压明显升高多为高血压脑病、子痫、颅内压增高等；血压快速下降可见于休克、心肌梗死、中毒性痢疾、糖尿病昏迷、安眠镇静剂中毒等。

【急救与护理】

一、紧急措施

救护原则：迅速采取措施，积极挽救生命，尽快病因治疗。

1. 体位：一般采取仰卧头高脚低位，头部抬高 15°～30°，并偏向一侧，抬高头部有利于消除脑水肿，头偏向一侧可以防止舌后坠和误吸。

2. 保持呼吸道通畅：对昏迷患者施行呼吸监护，立即检查口腔、喉部和气管有无梗阻，取出义齿，必要时使用吸痰器吸出喉部及口鼻部的分泌物或呕吐物。有舌后坠时，可使用口咽管或舌钳。定时给患者翻身、拍背、吸痰。如果呼吸道不通畅、缺氧严重时，应及时进行气管插管，但气管插管一般只能维持 72h，否则可能造成喉头水肿。超过 72h 应行气管切开术。呼吸抑制者应给予呼吸中枢兴奋剂。呼吸困难严重或无自主呼吸时，则须给予人工呼吸机或机械通气。

3. 给氧：给予患者持续氧气吸入，一般流量为 2～4L/min。注意氧气导管、气管导管或气管切开口的状况，注意气管导管插入的深度，避免分泌物堵塞，定期清洗或更换导管。

4. 维持水、电解质及酸碱平衡：昏迷患者 2～5 天内一般给予禁食、静脉输液。定时检查血清钾、钠、氯等电解质含量及血气分析，根据化验结果调整补液成分。保证患者有足够入量，密切观察有无脱水、电解质及酸碱平衡紊乱，建立特护记录，准确记录出入量。

5. 对症处理

（1）消除脑水肿：昏迷状态时脑组织缺血、缺氧、水肿，应常规应用高渗溶液脱水，常用 20%甘露醇 125～250mL 快速静脉滴注，每日 2～3 次。但脱水期间应注意补充血容量，防止肾衰竭。

（2）促进脑功能恢复：为保持脑功能应给予促进脑细胞功能恢复的药物，如辅酶 A、三磷腺苷(ATP)、胞二磷胆碱、脑活素等。

（3）保持有效的低温：低温冬眠疗法可降低脑耗氧量及代谢率，提高脑对缺氧的耐受性。一般体温降至 33° C，脑体积缩小约 1/3,可有效地降低脑血流量和颅内压，减轻脑水肿,也有助于大脑皮质功能的恢复。常用的冬眠合剂为：氯丙嗪、哌替啶、异丙嗪等组成的合剂，加入 5%葡萄糖静脉滴注。同时局部可用冰帽或冰袋给予辅助降温。低温冬眠疗法的有效标志是：镇静好、但呼之能应、患者对物理降温无御寒反应，体温控制在预定范围内。要保持有效的低温冬眠疗效,实施的要求是:早、低、足、稳、缓。早是在脑水肿高峰之前进行降温;低是要求头部温度降至 28° C，肛温降到 32～34° C；稳是要求降温过程应是逐步降至要求温度，不能幅度过大、忽高忽低、上下波动，缓是要求复温时不宜过快，适合的速度是每 24h 复升温度上 1～2° C。

6.病因治疗 及时去除病因,阻止病情进一步恶化是昏迷治疗十分重要的环节。病因治疗包括:

（1）颅内占位病变者如有手术指征，应尽快手术根治病灶。

（2）脑卒中者应判断是梗死或出血，分别进行处理;出血局限，但病情进展者应酌情手术清除血肿

（3）药物中毒者除采取洗胃和输液等加速排毒的措施外，应使用特效解毒药物对抗处理。

（4）一氧化碳中毒、放射损伤者应迅速搬离现场，并对症处理。

（5）颅内感染或全身感染者应尽早进行感染病菌的检查及药敏试验，采用其敏感的抗生素行抗菌治疗。

（6）对低血糖性昏迷应立即静脉注射高渗葡萄糖;对高血糖性昏迷则以小剂量胰岛素静脉输人纠正高血糖。

（7）肝性脑病者给予谷氨酸盐、精氨酸、支链氨基酸等药物治疗，必要时

采用人工肝。

（8）纠正休克：给予患者保暖，静脉补充液体，保持有效的体循环和脑循环。但应注意控制日入量不超过3000mL，以免加重脑水肿。积极稳妥地应用抗休克药物。

二、一般护理

1. 密切观察病情变化　根据患者病情严重程度，确定意识、瞳孔、体温、脉搏、呼吸及血压的观察测定时间，昏迷初期病情严重者测量时间每15～30min一次;病情较轻者可 0.5～1h 次。病情稳定者可逐渐增加观察间隔时间，如每4h一次。测定结果应及时准确记录，并注意观察昏迷和清醒的时间。观察中应密切注意格拉斯哥昏迷指数（GCS）变化，如发现指数迅速下降，则提示有发生中枢神经系统继发性损害的可能。如发生脑肿胀、脑水肿、出血及脑缺血等，必须及时报告医生，迅速采取措施进行救治。

2. 口腔护理　口腔护理2～3次/日，可用生理盐水、3%过氧化氢(双氧水)或复方硼酸溶液擦洗，为预防口唇干裂可涂甘油。口腔黏膜有破溃者，局部可涂抗生素软膏。张口呼吸者，用双层湿纱布覆盖口鼻部，避免口腔及呼吸道黏膜干燥。

3. 眼睛护理　眼睑不能闭合者，应每天用生理盐水或硼酸溶液洗眼1～2次，然后用无菌生理盐水纱布覆盖，或者用0.25% 氯霉素溶液滴眼。

4. 皮肤护理　昏迷患者需定时翻身，每2～3h一次，保持床单柔软、清洁、干燥、平整，骨突处及经常受压部位可蘸少许 50%乙醇或红花油做局部按摩并垫以海绵垫或气圈，有条件者可使用气垫床。注意观察受压部位皮肤有无发红或苍白，每天均要行温水擦浴。若要搬动患者，应将患者抬离床面，不能拖动，以免擦伤皮肤。协助肢体瘫痪患者做肢体按摩和被动运动，并保持功能位，尽早进行康复训练。

5. 留置尿管的护理　昏迷状态的患者常伴随尿潴留或尿失禁现象，因此需安置导尿管。为确保导尿管功能正常，应避免其受到扭曲或压迫，保持管路畅通，同时每四小时开放一次。日常护理中，需每日为患者清洁插管部位，并对尿道口进行消毒，同时更换尿袋一次。对于需要长期导尿的患者，应每周更换一次导尿管，待患者恢复意识后，需及时移除导尿管，鼓励并引导其自主排尿。此外，应确保会阴部保持清洁与干燥，以有效预防尿路感染的发生。

6. 大便护理　昏迷患者出现便意时往往有不安的表情和姿势，可试用大便器;便秘 3 天以上的患者应及时处理，以防因用力排便引起颅内压增高;大便失禁者，应注意肛门及会阴部卫生，可涂保护性润滑油

7. 营养支持　对于能够自主吞咽的患者,应分次小量喂食易于消化的食物。若遇到吞咽困难的情况，可采用鼻饲方式，通过鼻饲管输入牛奶、豆浆或混合奶制品，亦可选择菜汤、肉汤等进行喂养。鉴于 B 族维生素有助于神经滋养，应适当进行补充。鼻饲管需保持清洁，每周应进行清洗与消毒处理。对于无法进食或需禁食的患者，必须提供肠外营养以维持其营养需求。

8. 健康指导　向患者家属阐述给予患者精神与物质层面支持的关键性，并指导他们学习必备的照护技巧，例如如何协助患者翻身、将头部轻轻转向一侧、更换尿布、清洁会阴区域以及正确安置关节于功能位置等。针对那些意识障碍频繁发作的患者，应传递积极正面的信息，帮助他们克服恐惧与绝望的情绪。

（王敏　王洪燕）

参考文献

[1] 陈立波,梁旭光.高血压性脑出血术后再手术原因的临床研究[J].中国实用医药,2016,11(22):98-98,99.

[2] 徐慧.集束化气道护理管理对高血压性脑出血术后机械通气患者相关不良事件的影响观察[J].中国卫生产业,2017,14(24):135-136.

[3] 周凝.健康教育在健康查体中的作用[J].临床和实验医学杂志,2010,9(20):1573-1574.

[4] 焦玮,周静,刘渤,胡明明.健康教育在健康体检中的重要意义[J].内蒙古中医药,2009,28(17):105-106.

[5] 谢春梅.无缝隙护理管理在减少妇产科院内感染中的应用价值[J].中国当代医药,2017,24(26):181-183.

[6] 侯桂华,辜小芳.心血管介入治疗围手术期安全护理[M].北京:人民军医出版社,2012:137-142.

[7] 周秀华.急危重症护理[M].北京:人民卫生出版社,2006.

[8] 李小妹,冯先琼.护理学导论[M].第四版.北京:人民卫生出版社,2018.

[9] 陈健红,朱春梅,邓瑞珍.不同饮水法对心脏介入治疗患者造影剂相关性肾损伤的影响[J].护理学报,2010,17(8A):35-37.

[10] 王春亭,王可富.现代重症抢救技术[M].北京:人民卫生出版社,2007.

[11] 陈思兰.失血性休克的急救与护理[J].全科护理,2009,4(7):19-21.

[12] 田甜,陈盛新.用于失血性休克的输液类药物的选择研究[J].药学实践杂志,2008,26(2):123-125.

[13] 丁芳.创伤性休克186例急救护理体会[J].医学信息,2010,23(7):2450.

[14] 高健.感染性休克患者的临床观察与护理研究进展[J].中华现代护理杂

志,2010,16(7):859-861.

[15]马小琴、王珏.常见疾病护理[M].北京:科学出版社.2005